Blickpunkt

Retardiertes Tilidin/Naloxon

Ulrike Brunnmüller (Hg)

Blickpunkt Retardiertes Tilidin/Naloxon

Silvia Knöpfel

ÄSOPUS VERLAG

Herausgeber
Dr. med. Ulrike Brunnmüller
Fachärztin für Anästhesiologie/Spez. Schmerztherapie, Freiburg

Verfasser
Dipl. Biol. Silvia Knöpfel
Wissenschaftsjournalistin, Ettlingen

Bibliografische Information
Der Deutschen Bibliothek

Die Deutsche Bibliothek verzeichnet diese Publikation in der Deutschen Nationalbibliografie; detaillierte bibliografische Daten sind im Internet über http://dnb.ddb.de abrufbar.

Ausdrücklich wird darauf hingewiesen, dass sich trotz größter Sorgfalt bei der Abfassung und Korrektur gerade bei Angaben über Dosis und Applikation bei einer derartigen Zusammenstellung Ungenauigkeiten einschleichen können. Jeder Leser wird daher aufgefordert, die den verwendeten Präparaten beigegebenen Beipackzettel, insbesondere für Dosierung und die Beachtung von Kontraindikationen, in eigener Verantwortung zu überprüfen.

ISBN 3-936993-11-4

Druck: Friedrich Pustet, Regensburg

Inhalt

Vorwort 7

1 Das Tilidin/Naloxon-Prinzip 8

2 Physikochemische und pharmakologische Eigenschaften von Tilidin und Naloxon 12

3 Klinische Pharmakologie 15
3.1 Pharmakokinetik 15
3.1.1 Plasmaspiegel und Bioverfügbarkeit 15
3.1.2 Bioäquivalenz von Tilidin/Naloxon-Retardtabletten und Tilidin/Naloxon-Tropfen 19
3.1.3 Einfluss von Nahrungsaufnahme auf die Bioverfügbarkeit 21
3.1.4 Bioverfügbarkeit bei älteren Patienten 21
3.1.5 Verteilung 22
3.1.6 Metabolisierung und Elimination 23
3.1.7 Elimination bei eingeschränkter Nierenfunktion 25
3.1.8 Elimination bei eingeschränkter Leberfunktion 26
3.2 Pharmakodynamik 28
3.2.1 Analgetische Wirkung 28
3.2.2 Tilidin/Naloxon und Tramadol im Vergleich 30
3.2.3 Wirkung auf die Atemfunktion 34
3.2.4 Wirkung auf die Sphincter Oddi-Funktion 34
3.2.5 Wirkung auf die gastrointestinale Motilität 36
3.3 Klinische Prüfungen von retardiertem Tilidin/Naloxon 37
3.3.1 Analgetische Äquivalenz zwischen Tilidin/Naloxon-Lösung und Tilidin/Naloxon-Retardtabletten 37
3.3.2 Tilidin/Naloxon in der Langzeittherapie 40

3.3.3 Tilidin/Naloxon in der postoperativen Schmerztherapie 43
3.3.4 Tilidin/Naloxon zur Schmerztherapie bei Patienten mit rheumatoider Arthritis 46

4 Therapie chronischer Schmerzen 50

5 Schmerztherapie bei Kindern 59

6 Schmerztherapie bei älteren Patienten 63

7 Zusammenfassung 69

Anhang I 71
Übersicht zur experimentellen Pharmakologie und Toxikologie 71

Anhang II 75
Tilidin/Naloxon-Lösung bei Schmerzzuständen unterschiedlicher Genese 75

Literatur 77

Vorwort

Trotz beträchtlicher Fortschritte in den letzten 25 Jahren in der Schmerztherapie, sind Schmerzpatienten zu Beginn des 21. Jahrhunderts im Praxisalltag noch immer ein therapeutisches Stiefkind.
Dies hat vielfältige Gründe. Nach wie vor besitzt die Schmerztherapie keinen eigenen Stellenwert in der Ausbildung der Medizinstudenten. Ein fundiertes Basiswissen zur Schmerztherapie wird im Medizinstudium nur selten vermittelt. Die neue Studienordnung ordnet die Schmerztherapie als Bestandteil sog. Querschnittsfächer ein. Auch die Weiterbildung zum Facharzt sieht keine strukturierten Curricula vor. Es überrascht nicht, dass auch im finanziellen Bereich die Schmerztherapie der klinischen Bedeutung nicht entsprechend abgebildet wird. Stichworte hier: DRG und EBM 2004.
Das vorliegende Taschenbuch verfolgt mehrere Absichten. In eigenständigen Kapiteln werden Grundzüge der Schmerztherapie bei speziellen Patientengruppen vorgestellt. Zudem ist das Taschenbuch als Substanzdokumentation im Sinne einer Produktmonographie zu verstehen. Im Blickpunkt steht das Analgetikum Tilidin/Naloxon. Eine Substanzkombination mit einem bisher einzigartigen Wirkprinzip, die insbesondere in der retardierten Form eine herausragende Stellung in der Schmerztherapie einnimmt.
Unter Berücksichtigung der Studienlage wird die experimentelle und klinische Pharmakologie der retardierten Substanzkombination Tilidin/Naloxon ausführlich dargelegt. Erfahrungen aus einem über 25-jährigen klinischen Einsatz von Tilidin/Naloxon belegen die Eignung für den Praxisalltag und werden ausführlich diskutiert.
Wenn es gelingt, Wissenslücken zu schließen und die Schmerztherapie in Deutschland ein kleines Stückchen voranzubringen, so hat dieses Taschenbuch bereits seinen Zweck erfüllt.
Ich hoffe, dass dieses gelingt und wünsche allen Lesern viel Spaß bei der Lektüre.

Ulrike Brunnmüller, Freiburg, im Februar 2004

1 Das Tilidin/Naloxon-Prinzip

Ein entscheidender Grund für die massive Unterversorgung von Patienten mit chronischen Schmerzen, die leider auch heute noch beobachtet wird, ist die historisch begründete Angst vor Toleranzentwicklung, physischer Abhängigkeit und Sucht bei der Verordnung von Opioiden.

Toleranzentwicklung, physische und psychische Abhängigkeit unter Opioidgabe

Unter langfristiger Opioidgabe wird gelegentlich eine Toleranzentwicklung gegenüber der analgetischen Wirkung beobachtet, d. h. dass mit der Zeit die Wirkung nachlässt und die Dosis gesteigert werden muss, um den ursprünglichen analgetischen Effekt zu erzielen. Die Toleranzentwicklung betrifft allerdings nicht nur die gewünschte Schmerzlinderung. Auch Nebenwirkungen wie Übelkeit und Sedierung nehmen mit zunehmender Behandlungsdauer ab. Ursächlich für die Toleranzentwicklung sind komplizierte Adaptationsmechanismen, deren genaue molekularbiologische Zusammenhänge bislang nicht geklärt sind. Während eine Toleranz im Tierversuch in der Regel sehr schnell und in hohem Maß entsteht, ist sie beim Schmerzpatienten eher weniger ausgeprägt und eine notwendige Dosissteigerung ist hier oft mit einer Progredienz der Grunderkrankung verbunden. Auch der physischen Abhängigkeit, die durch das Auftreten von Entzugssymptomen nach abruptem Absetzen des Opioids charakterisiert ist, liegen Adaptationsphänomene zugrunde. Entzugssymptome können durch langsames „Ausschleichen“, d. h. eine schrittweise Dosisreduktion des Opioids weitestgehend verhindert werden. Die Gabe kurz wirksamer Opioidpräparationen in in-

adäquat langen Zeitabständen kann dagegen beim Patienten Phasen verstärkter Schmerzen und/oder Entzugssymptome hervorrufen. Durch die Gabe lang wirkender Präparate wie z. B. Retardpräparate, transdermale therapeutische Systeme (TTS) oder auch Infusionspumpen kann das Risiko von Schmerzspitzen und/oder Entzugssymptomen zwischen den Dosierungen erfolgreich minimiert werden.
Bei einer psychischen Abhängigkeit („Drogenabhängigkeit", „Sucht"), die beim Schmerzpatienten nur sehr selten auftritt, leidet der Abhängige unter dem unstillbaren Verlangen (craving) nach der Einnahme des Opioids zur Auslösung einer euphorisierenden oder rauschartigen Wirkung („Kick"). Dieser „Kick" wird am ehesten durch schnell anflutende Opioide mit hoher intrinsischer Aktivität ausgelöst. Retardpräparate oder andere Arzneistoffzubereitungen, die zu relativ gleichmäßigen Medikamentenspiegeln im Blut führen, haben dagegen ein vergleichsweise geringes Suchtpotenzial.

Tilidin/Naloxon – eine Kombination mit geringem Missbrauchspotenzial

Wegen der grundsätzlichen Möglichkeit des Missbrauchs von Opioidanalgetika durch Heroin- oder Morphinabhängige bestehen häufig Vorbehalte gegenüber Opioiden. Als Konsequenz wurde die Kombination aus dem bewährten Opioidanalgetikum Tilidin mit dem Opioidantagonisten Naloxon entwickelt. Die oral applizierbare Tilidin/Naloxon-Kombination macht einen Missbrauch durch hohe Überdosierung oder nichtbestimmungsgemäße intravenöse Applikation aus folgenden Gründen praktisch unmöglich:
Tilidin wird nach oraler Applikation in der Leber zum analgetisch wirksamen Metaboliten Nortilidin aktiviert,

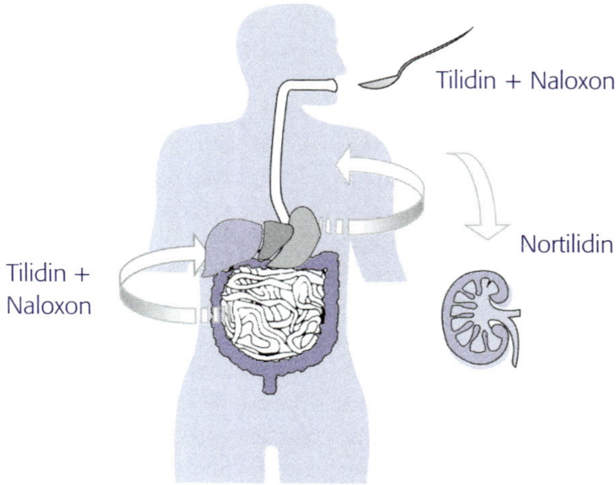

Abbildung 1 Das Tilidin/Naloxon-Prinzip.
- Tilidin wird bei der ersten Leberpassage zu Nortilidin aktiviert und später über die Niere ausgeschieden.
- Naloxon als Opioid-Antagonist wird in der Leber in unwirksame Spaltprodukte umgewandelt und abgebaut.
- Ausreichender antagonistischer Effekt des Naloxons bei Tilidin-Überdosierung.

während Naloxon aufgrund eines ausgeprägten First-Pass-Effektes nach oraler Aufnahme nahezu vollständig inaktiviert wird. So kann Tilidin seine analgetische Wirkung über Nortilidin voll entfalten, ohne von Naloxon antagonisiert zu werden (Abb. 1).
Wird allerdings die Kombination in missbräuchlicher Absicht intravenös appliziert, antagonisiert Naloxon die Opioidwirkung von Tilidin bzw. Nortilidin und verhindert somit den Sucht erzeugenden „Kick". Bei einer bereits bestehenden Drogenabhängigkeit können dann Entzugssymptome ausgelöst bzw. bestehende verstärkt

werden. Auch nach oraler Einnahme sehr hoher Dosen Tilidin/Naloxon (5 bis 10-fache Einzeldosis) erreicht Naloxon aufgrund einer Sättigung des First-Pass-Effektes genügend hohe Plasmaspiegel, um Tilidin zu antagonisieren und somit einem derartigen Missbrauch vorzubeugen.

Schließlich muss vor jedem Missbrauch von Tilidin/Naloxon durch Drogenabhängige dringend gewarnt werden, da ein akutes Entzugssyndrom ausgelöst oder bereits bestehende Entzugserscheinungen verstärkt werden können. Zur Entzugsbehandlung ist Tilidin/Naloxon nicht geeignet.

Tilidin/Naloxon – ein bewährtes Konzept

Das Tilidin/Naloxon-Kombinationsprinzip zur Verhütung des Tilidin-Missbrauchs durch Opioidabhängige hat sich in der Praxis nun schon lange bewährt. Für die Kombination sind kaum Suchtfälle bekannt geworden (*Mutschler* et al. 2001).

2 Physikochemische und pharmakologische Eigenschaften von Tilidin und Naloxon

Tilidin ist ein Opioid aus der Gruppe der Cyclohexene. Es weist eine deutliche Strukturverwandtschaft mit den Opioiden aus der Pethidin-Gruppe auf, im Gegensatz zu diesen Substanzen ist bei Tilidin der Stickstoff jedoch nur über zwei Kohlenstoffe mit dem Phenylrest verknüpft (*Mutschler* et al. 2001) (Abb. 2).
Tilidin selbst besitzt eine sehr schwache agonistische Wirkung an μ-Opioid-Rezeptoren. Die eigentliche analgetische Wirksubstanz ist Nortilidin, das während der ersten Leberpassage durch oxidative Demethylierung am Stickstoff gebildet wird.
Sowohl Tilidin-HCl als auch Tilidin-Phosphat sind in Wasser leicht lösliche, geruchslose, feinkristalline Substanzen mit bitterem Geschmack.
Naloxon (Abb.3) ist ein synthetisches, rein antagonistisch wirkendes Opioid mit hoher Affinität zu den μ-Rezeptoren und relativ geringer Affinität zu den κ- und δ-Rezeptoren. Die Substanz wirkt nur bei parenteraler

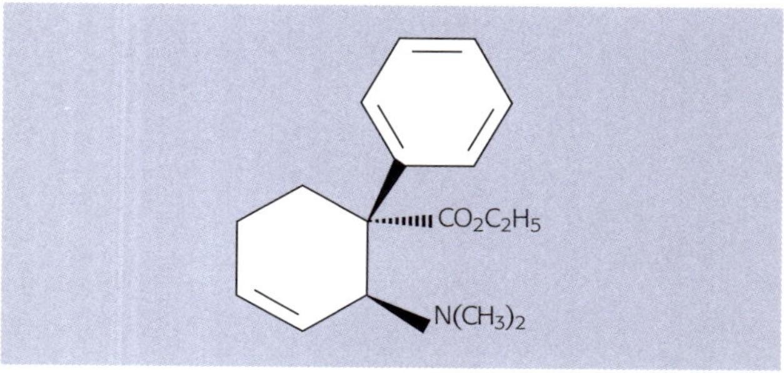

Abbildung 2 Strukturformel Tilidin

Tabelle 1

Eigenschaften von Tilidin	-Hydrochlorid	-Phosphat
Chemische Bezeichnung	D, L-trans-2-Dimethylamino-1-phenyl-cyclohex-3-en-trans-1-carbonsäure-ethylester-hydrochlorid-hemihydrat	D, L-trans-2-Dimethylamino-1-phenyl-3-cyclohexen-1-carbonsäure-ethylester-Phosphat
Kurzbezeichnung	Tilidin-hydrochlorid-hemihydrat	Tilidinphosphat
Bruttoformel	$C_{17}H_{23}NO_2$*HCL*0,5H_2O	$C_{17}H_{23}NO_2$*H_4PO_4
Molekulargewicht	318,8 (Hydrochlorid) 273,38 (Base)	371,37 (Phosphat) 273,38 (Base)
Beschreibung	Farb- und geruchlos, feinkristallin, bitterer Geschmack, leicht löslich in Wasser	Weißes bis hellgelbes Pulver, bitterer Geschmack, leicht löslich in Wasser

Gabe, bei oraler Anwendung wird sie wegen des hohen First-pass-Effektes inaktiviert.
Alle Handelspräparate mit den Wirkstoffen Tilidin und Naloxon enthalten die Wirksubstanzen als Hydrochloride bzw. Phosphat.

Tilidin plus Naloxon

Die feste Kombination von Tilidin mit Naloxon dient der weitgehenden Missbrauchsprophylaxe: Bei vorschriftsmäßiger oraler Applikation wird Tilidin aktiviert, der Gegenspieler Naloxon jedoch inaktiviert. Bei miss-

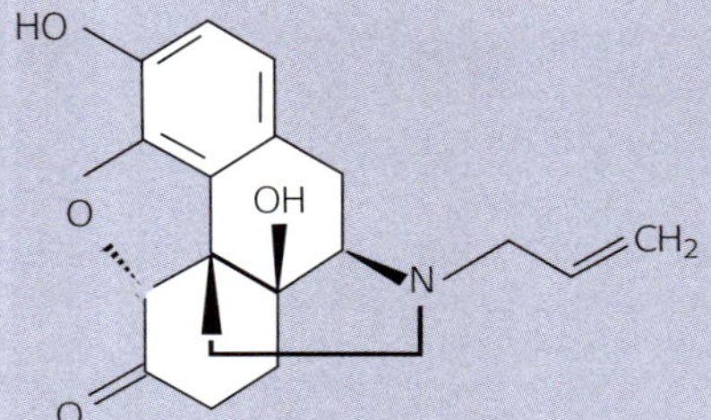

Abbildung 3 Strukturformel Naloxon

bräuchlicher parenteraler Gabe oder bei überhöhten oralen Dosen antagonisiert Naloxon die Tilidin- bzw. Nortilidin-Wirkung.

Tabelle 2

Eigenschaften von Naloxon-Hydrochlorid	
Chemische Bezeichnung	(-)-1-N-Allyl-7,8-dihydro-14-hydroxy-normorphinon-hydrochlorid
Kurzbezeichnung	Naloxon-hydrochlorid (INN, NFN, USP, USAN)
Bruttoformel	$C_{19}H_{21}NO_4$*HCL*$2H_2O$
Molekulargewicht	399,87 (Hydrochlorid) 327,37 (Base)
Beschreibung	Farblose Kristalle mit einem Schmelzpunkt von 200–205°C

Naloxon wird im Allgemeinen als Naloxon-hydrochlorid-dihydrat (USP) eingesetzt

3 Klinische Pharmakologie

Die Arzneimittelanwendung von Tilidin und Naloxon bzw. der Kombination beider Substanzen, die Pharmakokinetik und Pharmakodynamik unter Berücksichtigung sowohl physiologischer als auch pathophysiologischer Besonderheiten wurde in zahlreichen klinischen Studien untersucht.

3.1 Pharmakokinetik

3.1.1 Plasmaspiegel und Bioverfügbarkeit

Tilidin

Tilidin wird nach oraler Gabe schnell und vollständig aus dem Gastrointestinaltrakt resorbiert. Das Prodrug Tilidin unterliegt einem ausgeprägten First-Pass-Metabolismus in der Leber. Daher ist die absolute Bioverfügbarkeit von Tilidin mit 7,6 % (*Hajda* et al. 2002) sehr niedrig. Bereits wenige Minuten nach intravenöser und oraler Applikation ist der aktive Metabolit Nortilidin im Blut nachweisbar. Die Bioverfügbarkeit von Nortilidin ist nach intravenöser und oraler Applikation gleich, wie anhand der AUC-Werte in Tab. 3 ersichtlich ist. Nach peroraler Tilidin-Gabe werden höhere maximale Plasmaspiegel (C_{max}) von Nortilidin zu einem etwas späteren Zeitpunkt (t_{max}) erreicht als nach intravenöser Applikation von Tilidin. Ungefähr zwei Drittel der Tilidin-Dosis werden zu Nortilidin umgewandelt, wobei ein Drittel die systemische Zirkulation erreicht und ein Drittel in der Leber weiter zu Bisnortilidin (inaktiv) metabolisiert wird (*Hajda* et al. 2002).

Tabelle 3

Maximale Plasmaspiegel (C_{max}), Zeit bis zum Erreichen maximaler Plasmaspiegel (t_{max}) und die Fläche unter der Plasmaspiegel-Zeit-Kurve (AUC) als Maß für die Bioverfügbarkeit von Tilidin und Nortilidin nach intravenöser und peroraler Applikation von Tilidin (50 mg) und nach intravenöser Applikation von Nortilidin (10 mg) bei gesunden Probanden (n=9) (Hajda et al., 2002).

Prüfmedikation	C_{max} (ng/ml)	t_{max} (h)	AUC (ng/ml x h)
50 mg Tilidin i.v.			
Tilidin	906 (360.4)	0.2 (0.04)	717 (127.2)
Nortilidin	69 (25.4)	0.5 (0.13)	364 (123.5)
50 mg Tilidin p.o.			
Tilidin	30 (21.4)	0.4 (0.09)	55 (41.3)
Nortilidin	91 (35.5)	0.7 (0.33)	375 (183.9)
10 mg Nortilidin i.v.			
Nortilidin	196 (65.1)	0.2 (0.06)	229 (42.4)

Die Daten stellen Mittelwerte (Standardabweichung) dar

Naloxon

Auch Naloxonhydrochlorid wird nach oraler Gabe schnell resorbiert. Allerdings wird es bereits bei der ersten Leberpassage fast vollständig zu nahezu inaktiven Verbindungen metabolisiert (*Vollmer* 1988). Demnach sind die maximalen Plasmakonzentrationen von Naloxon, die nach etwa 30 Minuten erreicht werden, sehr niedrig (Abb. 4).

Die Pharmakokinetik von Naloxon und seiner Metaboliten konnte wegen analytischer Beschränkungen nicht mit den in der Kombination Tilidin/Naloxon angewendeten niedrigen oralen Dosen (4,0 mg in 20 Tropfen) untersucht werden.

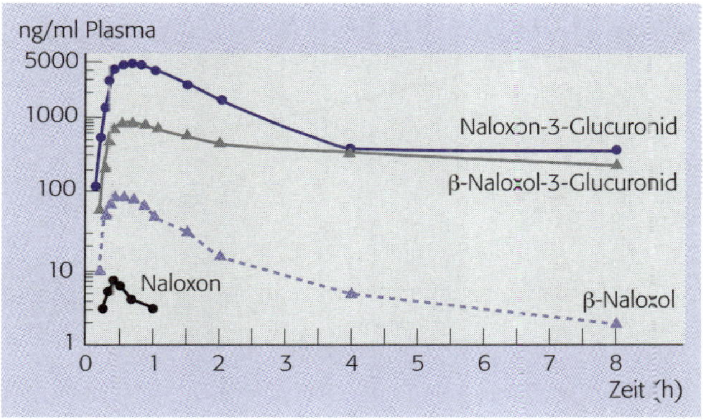

Abbildung 4 Plasmaspiegel von Naloxon und seinen Metaboliten nach oraler Gabe von 500 mg Naloxon-HCl-2H_2O (nach Vollmer 1988)

Die Plasmaspiegel von unverändertem Naloxon sind nach therapeutischen Dosierungen der Tilidin/Naloxon-Kombination so niedrig, dass sie mit den verwendeten analytischen Methoden nicht quantifiziert werden konnten. Daher wurde in der Studie von *Vollmer* (1988) Naloxon in einer höheren Dosierung von 500 mg peroral appliziert.

Kombination von Tilidin/Naloxon

Beeinflusst Naloxon die Verfügbarkeit von Tilidin bzw. Nortilidin? Dieser Fragestellung ging eine Untersuchung mit gesunden Probanden nach (*Vollmer* 1988). Durch Bestimmung der beiden Hauptmetaboliten von Tilidin wurde der Effekt von Naloxon auf den Metabolismus von Tilidin untersucht.

Wie der Vergleich der Plasmaspiegel-Auswertungen von Tilidin bzw. Tilidin in Kombination mit Naloxon durch verschiedene Varianzanalysen zeigte, wird das pharmakokinetische Verhalten von Tilidin und seinen Haupt-

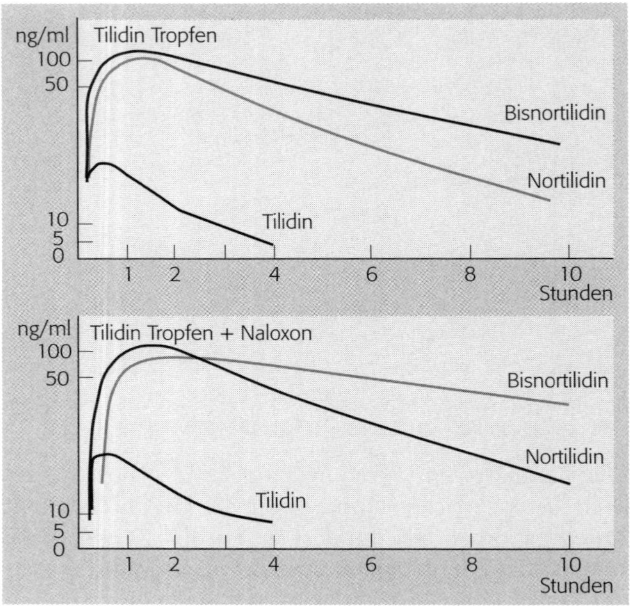

Abbildung 5 Mittlerer Plasmaspiegelverlauf von Tilidin, Nortilidin und Bisnortilidin nach Verabreichung von Tilidin bzw. Tilidin/Naloxon an gesunde Testpersonen

metaboliten, insbesondere von Nortilidin, selbst durch hohe Naloxon-Konzentrationen (hier eine dreimal so hohe Konzentration wie in der Kombination in Valoron® N verwendet), nicht verändert (Abb. 5).

Die Fläche unter den Plasmaspiegelkurven (AUC) gilt als Maß für die Bioverfügbarkeit einer pharmakologischen Substanz. Unabhängig davon, ob Tilidin als Monosubstanz oder in Kombination mit Naloxon verabreicht wird, erreichen die drei untersuchten Substanzen Tilidin, Nortilidin und Bisnortilidin AUC-Werte mit sehr hoher Übereinstimmung.

Fazit der Studien zur Bioverfügbarkeit

Der Zusatz von Naloxon
- *verändert die Bioverfügbarkeit von Tilidin nicht*
- *hat keinen Einfluss auf die Metabolisierung sowie das pharmakokinetische Verhalten der aktiven Substanz Nortilidin und von Bisnortilidin.*

3.1.2 Bioäquivalenz von Tilidin/Naloxon-Retardtabletten und Tilidin/Naloxon-Tropfen

Das pharmakokinetische Verhalten von Tilidin, Nortilidin und von Naloxon und seinen Metaboliten wurde im Steady State nach Gabe von täglich 2 x 1 Retardtablette (je 100 mg Tilidin/8 mg Naloxon) oder 4 x 20 Tropfen (je 50 mg Tilidin/4 mg Naloxon) an 18 Probanden im Cross-Over-Versuch untersucht (*Brennscheidt* et al. 2000).

Pharmakokinetische Analyse

Tilidin und Nortilidin

Die Tilidin-Plasmaspiegel befanden sich unterhalb des Quantifizierungslimits der analytischen Methode und konnten somit nicht bestimmt werden.

Der Plasmaspiegel des analgetisch aktiven Metaboliten Nortilidin erreichte 2 Stunden nach Applikation der Retardform ein Plateau, welches etwa 8 Stunden lang bestehen blieb. Seine Konzentration war vergleichbar mit der Plasmakonzentration nach der 2. bzw. 4. Dosis der Tropfenlösung und fiel parallel zu dieser ab.

Die erzielten Maximalkonzentrationen sind nach Gabe der Tropfenlösung erwartungsgemäß höher als nach Gabe der retardierten Form, deren maximale Konzentrationen ungefähr der durchschnittlichen Plateauhöhe und damit ca. 85 % der der Tropfenlösung entsprechen.

Tabelle 4

Pharmakokinetische Parameter im Vergleich

Nortilidin	Tilidin/Naloxon-Retardtabletten	Tilidin/Naloxon-Lösung
$C_{max,ss}$ [ng/ml]	84,0 ± 20,1	98,9 ± 23,9
$t_{max,ss}$ [h]	4,72 ± 2,02	0,86 ± 0,36
AUC_{48-72} [h*ng/ml]	1309 ± 320	1248 ± 334

Naloxon (gesamt)	Tilidin/Naloxon Retardtabletten	Tilidin/Naloxon Lösung
$C_{max,ss}$ [ng/ml]	20,2 ± 7,6	31,5 ± 9,2
$t_{max,ss}$ [h]	3,66 ± 2,3	0,58 ± 0,17
AUC_{48-72} [h*ng/ml]	241,9 ± 75	260 ± 80

Angabe der Werte als Mittelwerte und Streubreite

Da die Fläche unter den Konzentrationsverläufen (AUC) während eines Zeitraums von 24 Stunden identisch war, können beide Darreichungsformen als bioäquivalent angesehen werden (Tab. 4).

Naloxon und seine Metabolite

Naloxon wurde nach Spaltung des im Plasma bei weitem vorherrschenden inaktiven Glucuronids als Gesamtnaloxon bestimmt. Wie bei Nortilidin kommt es auch bei Naloxon und seinen Metaboliten nach Applikation der Retardformulierung zu einer Plateaubildung mit niedrigeren Maximalkonzentrationen verglichen mit der schnell freisetzenden Tropfenlösung. Auch für Naloxon liegt für beide Applikationsformen Bioäquivalenz vor.

Bioäquivalenz und Dosislinearität verschiedener Tilidin/Naloxon-Dosierungen

Die pharmakokinetische Analyse ergab Bioäquivalenz von Tilidin/Naloxon-Tropfen und Tilidin/Naloxon-Retardtabletten unter Steady-State-Bedingungen, so dass eine Umstellung von Tropfen auf Retardtabletten ohne Probleme möglich ist (*Brennscheidt* et al. 2000).
Darüber hinaus ermittelte die Studie eine dosislineare Pharmakokinetik von Nortilidin nach Applikation von Tilidin/Naloxon-Lösung in dem untersuchten Dosierungsbereich von 25 mg bis 100 mg Tilidin. Auch die Äquivalenz der 50 mg, 100 mg und 200 mg Retardtabletten konnte nachgewiesen werden. Demnach können Patienten jederzeit von niedrig dosierten Retardtabletten auf die nächst höhere Dosierung umsteigen – oder umgekehrt – und so die Dosis ihren individuellen Bedürfnissen anpassen.

3.1.3 Einfluss von Nahrungsaufnahme auf die Bioverfügbarkeit

Wie entsprechende Untersuchungen mit Tilidin/Naloxon-Tropfen und Tilidin/Naloxon-Retardtabletten an gesunden Probanden ergaben, war ein Einfluss von gleichzeitiger Nahrungsaufnahme auf die Bioverfügbarkeit von Nortilidin nicht zu beobachten. Die Bioverfügbarkeit von Naloxon und seiner Metaboliten, gemessen als Gesamtnaloxon, war dagegen leicht erhöht. Da hauptsächlich die Konzentrationen des pharmakologisch inaktiven Naloxon-Glucuronids erhöht waren, ist dieser Befund nicht von klinischer Relevanz.

3.1.4. Bioverfügbarkeit bei älteren Patienten

Während bei vielen Opioidanalgetika bei älteren Patienten, die sehr häufig an Organfunktionsstörungen leiden, eine Dosisreduktion vorgenommen werden muss, kann Tilidin/Naloxon ohne Dosismodifikation eingesetzt werden. In einer Studie an 15 männlichen und weiblichen Patienten mit einem Durchschnittsalter von 68 Jahren war die Bioverfügbarkeit sowohl nach Gabe einer Einzeldosis (Tilidin/Naloxon-Tropfen) als auch im Steady State (2x1 Retardtablette täglich) nicht signifikant verschieden von der Bioverfügbarkeit bei Jüngeren. Auch die übrigen pharmakokinetischen Parameter unterschieden sich nicht signifikant.

Fazit

- *Naloxon ist nach oraler Applikation der Tilidin/Naloxon-Kombination nahezu nicht bioverfügbar.*
- *Naloxon beeinträchtigt die Bioverfügbarkeit von Tilidin bzw. des aktiven Metaboliten Nortilidin nicht.*
- *Die Bioverfügbarkeit von Nortilidin ist unabhängig von Nahrungsaufnahme und Alter.*
- *Ein Wechsel von der schnell freisetzenden Tilidin/Naloxon-Lösung auf Retardtabletten sowie von einer Dosierung auf die nächst höhere oder niedrigere ist jederzeit möglich.*

3.1.5 Verteilung

Sowohl die Verteilung von Tilidin als auch die von Naloxon wurde mit radioaktiv markierten Verbindungen an Ratten umfassend untersucht. Höchste Konzentrationen an Radioaktivität wurden nach Tilidin-Gabe in den Ausscheidungsorganen Leber und Niere gemessen. Die Konzentrationen im Blut, Muskelwebe und Gehirn waren wesentlich niedriger. Allerdings wurde nach oraler Gabe von Tilidin-HCl ein rasches Anfluten der Radioaktivität im Gehirn festgestellt (*Vollmer* et al. 1986).

Eine pharmakokinetische Studie an gesunden Probanden (n=9) ergab für Tilidin ein sehr hohes Verteilungsvolumen von 1326 l. Für den wesentlich hydrophileren aktiven Metaboliten Nortilidin wurde nach intravenöser Applikation von Nortilidin ein vergleichsweise niedrigeres Verteilungsvolumen von 275 l ermittelt (*Hajda* et al. 2002).
Sowohl Tilidin bzw. Nortilidin als auch Naloxon, für das 4fach höhere Konzentrationen im Rattenhirn als im Plasma gefunden wurden (*Misra* et al. 1976), sind plazentagängig.
In den fetalen Organen trächtiger Ratten wurden dabei Substanzkonzentrationen gemessen, die etwa den Konzentrationen im Muskelgewebe der Muttertiere entsprachen. Die Radioaktivität wurde aus den fetalen Organen mit ähnlicher Geschwindigkeit eliminiert wie aus den Organen der Muttertiere, sodass eine Kumulation von Tilidin oder seiner Metaboliten in Feten nach Mehrfachapplikation unwahrscheinlich ist (*Vollmer, Poison* 1976; *Dinnendahl*, *Fricke* 1981).

3.1.6 Metabolisierung und Elimination

Die Metabolisierung und Elimination von Tilidin und Naloxon sind gut untersucht.
Tilidin, das selbst nur schwach analgetisch wirksam ist, wird im Organismus sowohl nach oraler als auch nach parenteraler Gabe rasch zum aktiven Metaboliten Nortilidin am Stickstoff demethyliert (Abb. 6). Auch Bisnortilidin, ein inaktiver Metabolit, entsteht durch N-Demethylierung. Eine Reihe weiterer inaktiver Metaboliten, die in nur geringer Konzentration auftreten, leiten sich von Nortilidin und Bisnortilidin durch Hydroxylierung und Konjugationsreaktionen ab (*Vollmer, Achenbach* 1974).
Die terminale Eliminationshalbwertszeit von Tilidin wurde nach Applikation unterschiedlicher galenischer

Zubereitungen und Dosierungen in verschiedenen Studien ermittelt. Dabei ergaben sich für den aktiven Metaboliten Nortilidin durchschnittliche Eliminationshalbwertszeiten von 3,4–5,1 Stunden (*Vollmer* 1988).
In dieser Studie wurde darüber hinaus die Kumulation von Nortilidin nach Mehrfachapplikation (3x tgl.) von 50 mg Tilidin-HCl am Probanden untersucht.
Die Kumulation wurde als Kumulationsfaktor R abgeschätzt. Dieser betrug für Nortilidin 3,1 was bedeutet, dass der Plasmaspiegel im Steady State 2 Stunden nach der neunten Gabe bei einer Applikation im 8-Stunden-Intervall etwa 3-mal so groß ist wie 2 Stunden nach der ersten Applikation. Der Steady State wird unabhängig von der Dosierung und dem Dosierungsintervall nach 4–5 Halbwertszeiten, also im Fall von Nortilidin nach etwa 20–25 Stunden erreicht.
Naloxon, ein Opioid-Rezeptor-Antagonist, unterliegt einem sehr ausgeprägten First-Pass-Effekt. Hauptmetaboliten sind die Glucuronide von Naloxon und Naloxol,

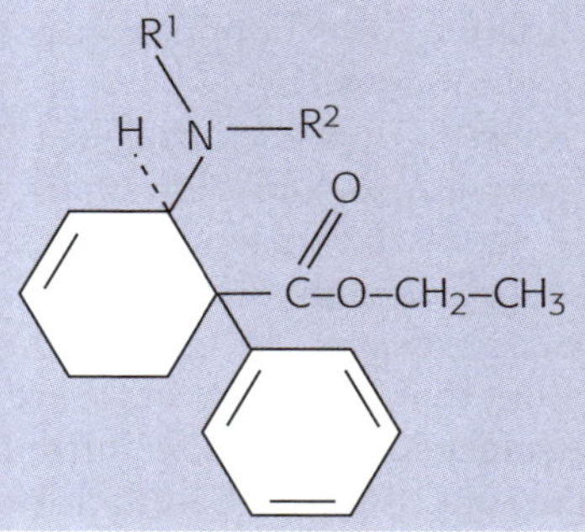

Abbildung 6 Struktur von Tilidin und seinen beiden Hauptmetaboliten Tilidin $R^1 = R^2 = CH_3$; Nortilidin $R^1 = H$, $R^2 = CH_3$; Bisnortilidin $R^1 = R^2 = H$ (nach Vollmer u. Achenbach, 1974)

die ihrerseits einen schwachen antagonistischen Effekt an Opioid-Rezeptoren haben (*Vollmer* 1988; *Weinstein* et al. 1971). Nach peroraler Applikation von Naloxon in sehr niedriger Dosierung wie in der Tilidin/Naloxon-Kombination beeinträchtigen sie die analgetische Wirksamkeit von Nortilidin allerdings nicht.
Aufgrund der sehr niedrigen, nicht quantifizierbaren Plasmakonzentrationen von Naloxon nach Applikation der Tilidin/Naloxon-Lösung oder Retardtabletten konnten pharmakokinetische Parameter nicht berechnet werden. Zur Bestimmung der Eliminationshalbwertszeit mussten demnach höhere Naloxon-Dosierungen appliziert werden. Dies ist möglich, weil in einer Studie nach Gabe von [^{3}H]-Naloxon-HCl über einen weiten Dosierungsbereich von 2–200 mg Dosislinearität nachgewiesen werden konnte. Die terminale Eliminationshalbwertszeit betrug nach peroraler Mehrfachapplikation von 200 mg Naloxon ca. 3,8 Stunden (*Herrmann* 1985; *Vollmer* 1988). Der Kumulationsfaktor wurde auf 3,0 geschätzt.

3.1.7 Elimination bei eingeschränkter Nierenfunktion

Der Einsatz stark wirksamer Analgetika ist bei Patienten mit Niereninsuffizienz dann problematisch, wenn die Substanzen hauptsächlich renal eliminiert werden. In diesem Fall besteht ein Kumulationsrisiko und eine Dosisanpassung wird notwendig (*Seiler* et al. 2001).
Das pharmakokinetische Verhalten von Tilidin/Naloxon (1,5 mg/kg Tilidin/Naloxon-Lösung) und seiner Metaboliten bei eingeschränkter Nierenfunktion wurde an 9 Patienten mit dialysepflichtiger terminaler Niereninsuffizienz untersucht. Die pharmakokinetischen Parameter unterschieden sich im Vergleich zu Nierengesunden nicht signifikant. Die AUC des aktiven Metaboliten

Nortilidin wich nur geringfügig von der bei Nierengesunden ab, d. h. die Menge des insgesamt gebildeten Nortilidin war identisch mit der bei Nierengesunden. Da Nortilidin hauptsächlich durch Metabolisierung in der Leber – unabhängig von der Nierenfunktion – inaktiviert wird, ist mit einer Kumulation nicht zu rechnen. Bisnortilidin, ein inaktiver Tilidin-Metabolit, der renal eliminiert wird, wurde dagegen bei Niereninsuffizienten langsamer ausgeschieden.

Die maximalen Plasmaspiegel von Nortilidin waren bei niereninsuffizienten Patienten niedriger und wurden etwas später erreicht als bei Nierengesunden, d. h. der aktive Metabolit wurde, wenn auch in etwa gleichem Ausmaß, etwas langsamer gebildet.

Da nur sehr geringe Mengen an Tilidin und Nortilidin im Dialysat gefunden wurden und auch die Eliminationshalbwertszeiten am Dialysetag nicht signifikant verändert waren, kann man davon ausgehen, dass der Dialyseprozess die Pharmakokinetik von Tilidin und Nortilidin nicht therapeutisch relevant beeinflusst, sodass eine Dosisanpassung auch am Dialysetag nicht erforderlich erscheint (*Seiler* et al. 2001).

3.1.8 Elimination bei eingeschränkter Leberfunktion

Die Pharmakokinetik von Tilidin und seiner Metaboliten Nortilidin und Bisnortilidin sowie von Naloxon wurde in einer offenen, randomisierten Studie nach einmaliger Gabe von 100 mg Tilidin/8 mg Naloxon an 8 Patienten mit schwerer Leberzirrhose untersucht (Data on file).

Die pharmakokinetischen Parameter bei leberinsuffizienten Patienten sind in Tab. 5 den Werten, die *Hajda* et al. (2002) nach oraler Applikation von 50 mg Tilidin/

Tabelle 5

Vergleich der pharmakokinetischen Parameter (Mittelwerte) von Tilidin, Nortilidin und Bisnortilidin bei Patienten mit Leberinsuffizienz (n=8) mit den Werten gesunder Probanden (n=9). Es gilt zu beachten, dass in der Probanden-Studie die Dosis halb so groß war (50 mg Tilidin/4 mg Naloxon)* wie in der Patientenstudie (100 mg Tilidin/8 mg Naloxon).**

	Parameter	Patienten** mit Leberzirrhose (Data on file)	Gesunde* Probanden (Hajda et al. 2002)
Tilidin	AUC (ng/ml x h)	471	55
	C_{max} (ng/ml)	139	30
	t_{max} (h)	0.3	0.4
	$t_{1/2}$ (h)	8.5	8.2
Nortilidin	AUC (ng/ml x h)	812	375
	C_{max} (ng/ml)	88.6	91
	t_{max} (h)	0.9	0.7
	$t_{1/2}$ (h)	9.9	4.9
Bis-nortilidin	AUC (ng/ml x h)	1090	590
	C_{max} (ng/ml)	66.6	75
	t_{max} (h)	2.0	1.2
	$t_{1/2}$ (h)	13.2	6.4

4 mg Naloxon bei gesunden Probanden ermittelt haben, gegenübergestellt.
Abhängig vom Grad der Leberschädigung wurde in der Studie eine hohe interindividuelle Variabilität beobachtet. Aufgrund der reduzierten Leberfunktion und des daraus resultierenden verminderten First-Pass-Effektes waren die maximalen Plasmaspiegel von Nortilidin bei leberinsuffizienten Patienten deutlich niedriger und

wurden etwas später erreicht als bei Lebergesunden. Die systemische Verfügbarkeit von Nortilidin war dagegen nahezu unverändert, wie der Vergleich der AUC-Werte zeigt. Kompensiert wird der verminderte First-Pass-Effekt durch die etwa doppelt so lange Halbwertszeit bei schwerer Leberinsuffizienz. Analoge Unterschiede wurden beim inaktiven Metaboliten Bisnortilidin beobachtet. Der Opioid-Rezeptor-Antagonist Naloxon, der bei gesunden Probanden im Plasma aufgrund des ausgeprägten First-Pass-Effektes nicht nachweisbar ist, war bei leberinsuffizienten Patienten im Plasma messbar, sodass bei hochgradiger Leberinsuffizienz mit einer verminderten analgetischen Wirksamkeit von Tilidin gerechnet werden muss. Folglich ist der Einsatz von Tilidin/Naloxon bei Patienten mit hochgradiger Leberinsuffizienz nicht sinnvoll.

3.2 Pharmakodynamik

3.2.1 Analgetische Wirkung

Durch die Kombination des bewährten Opioid-Analgetikums Tilidin mit dem Opioidantagonisten Naloxon wird das Missbrauchspotenzial des Schmerzmittels drastisch gesenkt. Dabei muss allerdings sicher gestellt sein, dass Naloxon bei bestimmungsgemäßem Gebrauch die Wirkung von Tilidin bzw. Nortilidin nicht beeinträchtigt. Erst bei einer intravenösen Anwendung durch Drogenabhängige in missbräuchlicher Absicht oder auch nach peroraler Applikation sehr hoher Dosen soll Naloxon die µ-Rezeptor-vermittelten Effekte von Nortilidin antagonisieren und somit den von Süchtigen erwünschten „Kick“ verhindern. Um den Nachweis zu erbringen, dass durch den Zusatz von Naloxon die analgetische Wirkung nicht abgeschwächt wird, wurden unterschied-

liche Tilidin-Naloxon-Zubereitungen von *Gabka* (1978) im klinisch-experimentellen Reizschwellentest an der Zahnpulpa bei gesunden Freiwilligen untersucht.
Nach Messung der individuellen Reizschwelle ohne Analgetikum zur Ermittlung des Grundwertes wurde in festgelegten Zeitabständen über einen Zeitraum von 4 h die Milliampère-Steigerung als Maß der analgetischen Potenz nach Gabe der verschiedenen Dosisrelationen gemessen. Die statistische Auswertung der Messungen ergab, dass bis zu einem Dosisverhältnis von 100 mg Tilidin-HCI zu 16 mg Naloxon-HCI die analgetische Potenz von Tilidin voll aufrechterhalten blieb.
Diese Ergebnisse wurden in einer von *Bromm, Scharein* (1983) durchgeführten Doppelblindstudie an gesunden Probanden bestätigt.

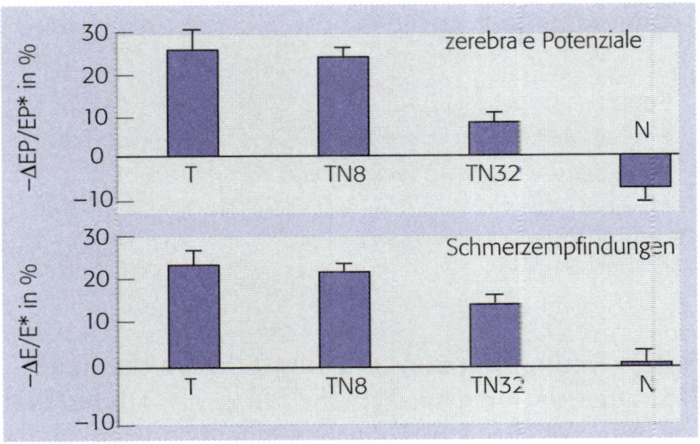

Abbildung 7 Mittelwerte und Standardabweichung der relativen Veränderungen der somato-sensorisch evozierten Potenziale und der subjektiven Schmerzempfindung bei 15 Probanden nach oraler Applikation von 100 mg Tilidin (T), 100 mg Tilidin plus 8 mg Naloxon (TN 8), 100 mg Tilidin plus 32 mg Naloxon (TN 32) oder 32 mg Naloxon (N)
E*, EP* = Plazebo; E, EP = Verum

Diese Studie nutzte somatosensorisch evozierten Potenziale im EEG als effizientes Werkzeug, um das Schmerzempfinden eines Menschen objektiv zu quantifizieren. Bromm verabreichte nach oraler Gabe von unterschiedlichen Tilidin/Naloxon-Kombinationen 15 Probanden elektrische Intrakutanreize in randomisierter Stärke an der Spitze des linken Mittelfingers und registrierte sowohl die somatosensorisch evozierten Potenziale im EEG als auch die subjektive Schmerzempfindung mit Hilfe einer Schmerzskala (Abb. 7).
Tilidin allein (100 mg) reduzierte die zerebralen Potenziale und die Schmerzempfindung um etwa 25 %. 8 mg Naloxon, zusammen mit Tilidin verabreicht, hatten keinen Einfluss auf diesen Effekt. 32 mg Naloxon jedoch reduzierten den Effekt von Tilidin sowohl hinsichtlich der zerebralen Potenziale als auch der subjektiven Schmerzempfindung signifikant.

Fazit

- *Naloxon im therapeutischen Dosisbereich beeinträchtigt die analgetische Wirkung von Tilidin nicht.*
- *Erst in hohen Dosen (ab etwa 20–30 mg) hemmt der Antagonist teilweise die Wirkung des Analgetikums.*

3.2.2 Tilidin/Naloxon und Tramadol im Vergleich

Wie effizient ist der analgetische Effekt von Tilidin/ Naloxon im Vergleich zu Tramadol, einem anderen häufig verwendeten Opioid-Analgetikum der WHO-Stufe 2? Diese Fragestellung wurde in zwei experimentellen Schmerzstudien an gesunden Probanden untersucht.
In einer plazebokontrollierten, randomisierten Doppelblindstudie im Cross-Over-Design mit 31 gesunden Pro-

banden (*Bromm* et al. 1989) wurden das subjektive Schmerzempfinden der Probanden und die durch den Schmerzreiz evozierten Potenziale im EEG als objektiver Parameter ausgewertet.
Jeder Proband erhielt als Prüfmedikation jeweils entweder 40 Tropfen Tilidin/Naloxon (100 mg Tilidin + 8 mg Naloxon) oder Tramadol (100 mg Tramadol) oder Plazebo in randomisierter Reihenfolge im Abstand von einer Woche. Die Schmerzmessung erfolgte nach Applikation eines elektrischen Reizes auf die Spitze des Mittelfingers 40, 80 und 120 Minuten nach Medikamenteneinnahme. Die Versuchspersonen beurteilten den subjektiv empfundenen Schmerz auf einer Analogskala von 0 (= keine Schmerzempfindung) bis 10 (= maximal vorstellbarer Schmerz).
Bei der subjektiven Schmerzeinschätzung war Tilidin/Naloxon bei allen Messungen statistisch signifikant besser wirksam als Plazebo, während sich Tramadol nur beim letzten Messpunkt (120 min) statistisch signifikant von Plazebo unterschied. Außerdem waren die Mittelwerte (120-Minutenwerte) zur subjektiven Schmerzlinderung nach Tilidin/Naloxon-Gabe mit 17,1 % erheblich größer als nach Tramadol-Gabe mit 8,8 %. Bei den 40- und 80-Minutenwerten waren die Unterschiede statistisch signifikant (Abb. 8).
Die Änderung Schmerz-korrelierter evozierter Potenziale ist ein objektiver Parameter zur Schmerzeinschätzung. Sowohl hinsichtlich der Änderung der Amplitudenhöhe als auch des Frequenzanteils im Delta-Bereich des EEG war Tilidin/ Naloxon dem Tramadol über den gesamten Prüfzeitraum statistisch signifikant überlegen (Abb. 9). Tilidin/Naloxon reduzierte die Amplitudendifferenz der Schmerz-korrelierten evozierten Potenziale um 45 %. Bei Tramadol waren die Effekte mit etwa 24 %

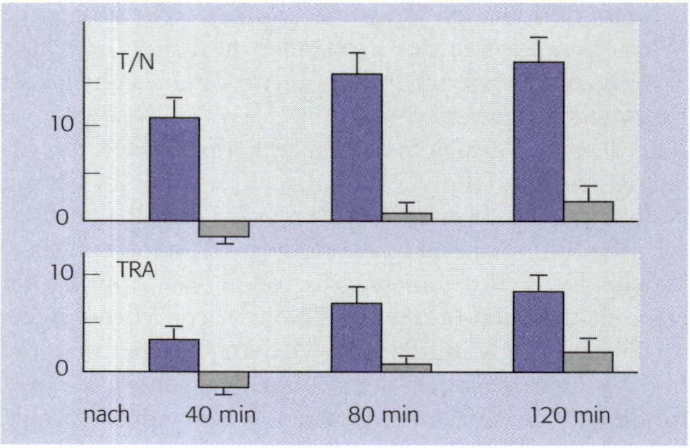

Abbildung 8 Subjektive Einschätzung der Schmerzlinderung. Die Abbildung beschreibt die prozentuale Abnahme der Schmerzeinschätzungen unter Plazebo (graue Balken), Tilidin/Naloxon (T/N) und Tramadol (TR), (Mittelwerte und Standardfehler, n=31). Tilidin/Naloxon wirkte wesentlich stärker und rascher analgetisch als Tramadol (Bromm et al. 1989)

nur halb so groß, wahrscheinlich bedingt durch den unterschiedlichen Wirkungsmechanismus. Aufgrund der Befunde schlossen *Bromm* et al. (1989), dass Tilidin/ Naloxon das am schnellsten und am stärksten wirksame Analgetikum der WHO-Stufe 2 auf dem deutschen Markt ist. Auch in einer weiteren randomisierten, doppelblinden Probandenstudie (n=12) von *Högger, Rohdewald* (1999), in der Tilidin/Naloxon (50 mg/4 mg), Tramadol (50 mg) und Bromfenac (25, 50 und 75 mg) auf ihre analgetische Wirksamkeit getestet wurden, erwies sich Tilidin/Naloxon als das potenteste Analgetikum. Der Schmerzreiz wurde mittels Elektrostimulation an der Zahnpulpa 30, 40, 90 und 120 Minuten nach Medikamenteneinnahme appliziert. Die Probanden beurteilten das subjektive

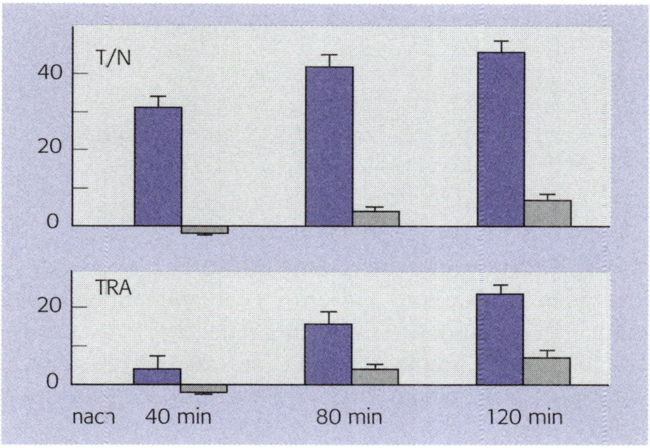

Abbildung 9 Änderung der Schmerz-korrelierten evozierten Potenziale. Die Abbildung zeigt die Stärke und den zeitlichen Verlauf der Wirkungen von Plazebo (graue Balken), von Tilidin/Naloxon (T/N) und Tramadol (TR) auf die Amplitudendifferenzen der evozierten Potenziale in Prozent der entsprechenden Baseline-Werte als Parameter der objektiven Schmerzmessung (Mittelwerte und Standardfehler, n=31). Wieder zeigt sich deutlich die stärkere und raschere Wirkung von Tilidin/Naloxon im Vergleich zu Tramadol (Bromm et al. 1989)

Schmerzempfinden anhand einer 8-Punkte-Skala. Als objektive Schmerzparameter wurden die somatosensorisch evozierten Potenziale bestimmt. Die Schmerzlinderung während des Untersuchungszeitraums (AUC, Fläche unter der Schmerzlinderungs-Zeitkurve) war sowohl für die subjektiven als auch für die objektiven Schmerzparameter für Tilidin/Naloxon am größten. Mit Tilidin/Naloxon wurde außerdem eine stärkere Analgesie erreicht als mit den Vergleichssubstanzen. Tramadol war deutlich weniger wirksam als Tilidin/Naloxon und unterschied sich nur wenig von Plazebo.

Fazit

- *In experimentellen humanen Schmerzstudien zeigte Tilidin/Naloxon sowohl in der subjektiven Schmerzeinschätzung als auch bezüglich objektiver Schmerzparameter eine erheblich bessere analgetische Wirksamkeit als Tramadol.*

3.2.3 Wirkung auf die Atemfunktion

Opioidanalgetika vom Morphin-Typ haben einen dosisabhängigen atemdepressiven Effekt, der ihre Anwendbarkeit häufig einschränkt bzw. bei Überdosierung zu schwer wiegenden, lebensbedrohlichen Nebenwirkungen führen kann.

Wie auch in experimentellen Studien am Tiermodell konnte eine Doppelblindstudie mit 12 gesunden Probanden belegen, dass Tilidin/Naloxon in therapeutischer Dosierung das Atemzentrum nicht beeinflusst (*Geisler* et al. 1978).

Die Testpersonen erhielten Tilidin/Naloxon-Tropfenlösung (100 mg Tilidin + 8 mg Naloxon) bzw. Tilidin- (100 mg) oder Plazebotropfen. Vor und nach der Applikation wurden die Atemfunktion und die arteriellen Blutgase gemessen.

Die statistische Analyse der Daten zeigte, dass Tilidin/ Naloxon in therapeutischer Dosierung Atemfrequenz, intrathorakales Gasvolumen, Atemwiderstand sowie die arteriellen Blutgase (pa O_2, pa CO_2) nicht beeinflusst (Tab. 6).

3.2.4 Wirkung auf die Sphincter Oddi-Funktion

Opioide vom Morphin-Typ wirken nicht nur an zentralen Rezeptoren, sondern beispielsweise auch an peripheren Opioidrezeptoren der glatten Muskulatur des Darmes und des Sphincter Oddi.

Tabelle 6

Untersuchung der Atemfunktion

Parameter		Tilidin/Naloxon	Tilidin	Plazebo
Atemfrequenz (1/min)	vorher	15,66	15,66	16,50
	nachher	15,91	14,91	17,16
Intrathorakales Gasvolumen (ml)	vorher	3273,33	3324,16	3084,99
	nachher	3151,66	3259,99	3233,33
Atemwiderstand cm H_2O/l/sec)	vorher	2,61	2,60	2,67
	nachher	2,83	2,76	2,89
pa CO_2 (mm Hg)	vorher	32,68	33,50	30,79
	nachher	33,33	32,45	32,16
pa O_2(mm Hg)	vorher	89,70	93,09	98,07
	nachher	86,44	91,44	86,94

In einer prospektiven, doppelblinden und randomisierten Studie von *Wehrmann* et al. (1997) an 20 Patienten mit einer Indikation zu einer endoskopischen Manometrie wurde der Druck im Sphincter Oddi nach intravenöser Gabe von entweder 30 mg Pentazocin oder 50 mg Tilidin gemessen. Während das Vergleichsanalgetikum Pentazocin sowohl den Ruhedruck als auch den phasischen Druck im Sphincter Oddi signifikant erhöhte, übte Tilidin in der getesteten Dosierung keinen messbaren Effekt auf die glatte Muskulatur aus. Daher scheint Tilidin in einer Dosierung von 50 mg auch bei Erkrankungen geeignet, bei denen eine Erhöhung des Drucks im Sphincter Oddi von Nachteil wäre, wie beispielsweise bei akuter oder chronischer Pankreatitis oder Gallensteinkoliken.

3.2.5 Wirkung auf die gastrointestinale Motilität

Obstipation, die über periphere Opioid-Rezeptoren im Gastrointestinaltrakt vermittelt wird, zählt zu den wichtigsten und hartnäckigsten Nebenwirkungen der Schmerztherapie mit Opioiden. Im Gegensatz zu anderen unerwünschten Wirkungen wie Übelkeit und Erbrechen, die im Laufe der Therapie aufgrund einer Toleranzentwicklung nachlassen, bleibt die Obstipation in der Regel während der gesamten Therapiedauer bestehen und erfordert fast immer die gleichzeitige Gabe von Laxanzien.
Bei Tilidin/Naloxon ist auch nach oraler Applikation die Inzidenz einer Obstipation gering, wie eine Langzeitstudie zur Wirksamkeit und Verträglichkeit von retardiertem Tilidin/Naloxon ergab. Von 335 Patienten mit chronischen Schmerzen, die mit Tilidin/Naloxon-Retardtabletten über einen längeren Zeitraum von bis zu 2 Jahren behandelt wurden, klagten nur 4 Patienten über Obstipation (*Flöter, Brunnmüller* 2002). Der Grund ist wahrscheinlich in der Kombination des Prodrugs Tilidin mit dem Opioid-Antagonisten Naloxon zu suchen: Im Gastrointestinaltrakt liegt Tilidin als nahezu unwirksame Substanz mit niedriger Affinität zu Opioid-Rezeptoren vor, da der aktive Metabolit Nortilidin erst in der Leber gebildet wird. Außerdem kann der Opioid-Antagonist Naloxon, der zwar nicht systemisch verfügbar, aber im Gastrointestinaltrakt (unverändert) präsent ist, dort die Bindung von Tilidin an die Opioid-Rezeptoren verhindern. Die Obstipation, die in den wenigen Fällen aufgetreten ist, lässt sich auf die systemische Wirkung von Nortilidin zurückführen.

3.3 Klinische Prüfungen von retardiertem Tilidin/Naloxon

Die analgetische Potenz der Kombination aus Tilidin und Naloxon wurde in unterschiedlichen Studien mit einer großen Gesamtzahl von Patienten getestet. Dabei wurden Fragen nach der Vergleichbarkeit der unterschiedlichen Darreichungsformen von Tilidin/Naloxon, nach der Therapiekonstanz und der Verträglichkeit bei Langzeitanwendung und der Effizienz bei Schmerzzuständen unterschiedlicher Genese untersucht. Auch die Anwendbarkeit von Tilidin/Naloxon als Prämedikation vor diagnostischen und therapeutischen Eingriffen bzw. als postoperative Schmerztherapie war Thema von Studien. Schließlich wurde die Schmerztherapie in der pädiatrischen Praxis besonders beleuchtet.
Der medikamentösen Langzeitbehandlung chronischer Schmerzen widmen wir ein eigenes Kapitel.

3.3.1 Analgetische Äquivalenz zwischen Tilidin/ Naloxon-Lösung und Tilidin/Naloxon-Retardtabletten

Die Bio- und Dosisäquivalenz von Tilidin/Naloxon-Retardtabletten bzw. -Tropfen konnte in pharmakokinetischen Analysen mit gesunden Probanden bereits nachgewiesen werden (s. Kap. 3.1.2). Die Fragestellung wurde in einer großen multizentrischen, klinischen Studie mit 299 Schmerzpatienten erneut bearbeitet (Data on file). Die Patienten litten unter Schmerzen unterschiedlicher Genese und Ausprägung (Tab. 7).

Studiendesign

In einer offenen Titrationsphase (4 – 30 Tage) wurde für jeden Teilnehmer die Tilidin/Naloxon-Retarddosis er-

Tabelle 7

Hauptdiagnose der Schmerzpatienten

	Gesamt N = 299	Abbruch in Titrationsphase N = 106	Tabletten N = 97	Tropfen N = 96
Tumorschmerzen	55 (18,4)	23 (21,7)	16 (16,5)	16 (16,7)
Schmerzen des Bewegungsapparates	220 (73,6)	72 (67,9)	80 (82,5)	68 (70,8)
Tumor- und Bewegungsapparatschmerzen	28 (9,4)	10 (9,4)	11 (11,3)	7 (7,3)
Nicht maligne viszerale Schmerzen	13 (4,3)	8 (7,5)	1 (1,0)	4 (4,2)
Schmerzen durch periphere oder zentrale Nervenläsionen	59 (19,7)	19 (17,9)	18 (18,6)	22 (22,9)
Ischämie schmerzen	9 (3,0)	1 (0,9)	3 (3,1)	5 (5,2)
Andere	8 (2,7)	5 (4,7)	3 (3,1)	0 (0,0)

mittelt, die ihm eine ausreichende Schmerzlinderung verschaffte.

Diese individuelle Dosis erhielt jeder Teilnehmer in der sich anschließenden Doppelblindphase (4 Tage) nun entweder als Retardtabletten (Verum) + Tropfen (Plazebo) oder als Tropfen (Verum) + Retardtabletten (Plazebo) (Abb. 10).

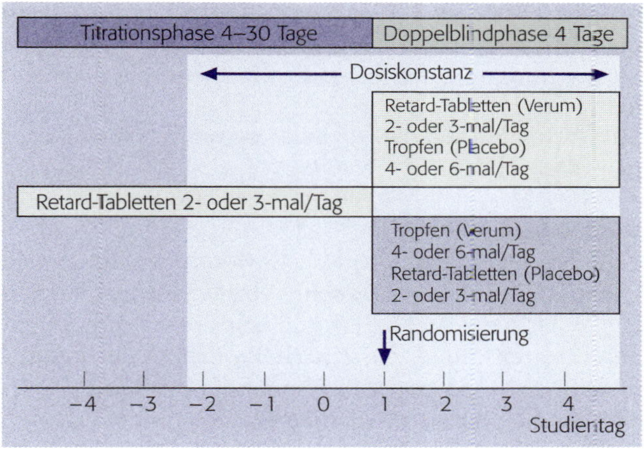

Abbildung 10 Studiendesign

Die Wirksamkeit wurde anhand einer Visuellen Analogskala (VAS) von den Patienten während beider Studienphasen bewertet. Aus den VAS-Werten zwischen 0 mm (kein Schmerz) bis 100 mm (schlimmster vorstellbarer Schmerz) wurde täglich der Tagesmittelwert berechnet und das Ergebnis des letzten Tages der Doppelblindphase mit dem des letzten Tages der offenen Titrationsphase verglichen.
Laut Prüfplan galt eine Differenz zwischen den beiden Behandlungsarmen von bis zu 20 mm als therapeutisch äquivalent.

Auswertung

Sowohl die Patienten, die in der Doppelblindphase mit Tilidin/Naloxon-Retardtabletten behandelt wurden, als auch die Gruppe mit Tilidin/Naloxon-Tropfen als Ve-

rum verspürten im Vergleich zur offenen Titrationsphase praktisch keine Veränderung des Schmerzes. Für beide Darreichungsformen bestand therapeutische Äquivalenz.
Die Verträglichkeit der Medikation war in beiden Gruppen vergleichbar gut.

Gute Retardwirkung
Zwei Drittel des Patientenkollektivs konnten erfolgreich mit Tilidin/Naloxon-Lösung bzw. Retardtabletten behandelt werden. Die erforderlichen mittleren Tagesdosen waren mit 427 mg nach Einnahme der Retardtablette und 456 mg nach Einnahme der Lösung sehr ähnlich. Die meisten Patienten erzielten mit einer zweimaligen Tabletteneinnahme pro Tag eine zufrieden stellende Schmerzreduktion. Nur 8 % der Patienten benötigten eine dreimal tägliche Applikation von Tilidin/Naloxon-Retardtabletten.

Fazit

- *Zwischen Tilidin/Naloxon- Lösung und Retardtabletten besteht sowohl Dosis als auch Wirkungsäquivalenz.*
- *Die überwiegende Anzahl der Patienten kommt beim Retardpräparat mit zweimaliger Tabletteneinnahme pro Tag aus.*

3.3.2 Tilidin/Naloxon in der Langzeittherapie

Die Wirksamkeit und Verträglichkeit von Tilidin/Naloxon zur kurzzeitigen Therapie akuter Schmerzzustände konnte in Untersuchungen eindeutig belegt werden. Doch bleibt die hervorragende analgetische Effizienz auch in der Langzeittherapie bestehen, ohne den Organismus des Schmerzpatienten zu belasten?

Aus der oben beschriebenen Doppelblindstudie zur therapeutischen Äquivalenz wurden Patienten mit chronischen Schmerzen für eine Langzeit-Nachfolgestudie rekrutiert (*Flöter, Brunnmüller* 2002). Untersucht werden sollte der Einfluss einer Langzeittherapie mit Tilidin/Naloxon auf

- die Schmerzintensität
- die Lebensqualität
- die Therapiezufriedenheit
- sowie die Häufigkeit unerwünschter Ereignisse.

Zusätzlich wurde die Inzidenz klinisch relevanter Veränderungen organtypischer Laborparameter analysiert.

Studiendesign

Offene Langzeitstudie mit einer Behandlungsdauer von bis zu 2 Jahren, an der sich 30 schmerztherapeutische Schwerpunktpraxen beteiligten. Es wurden Daten von 335 Patienten ausgewertet. 47,5 % der Patienten (159) verblieben volle 2 Jahre in der Studie. Die Patienten waren im Mittel 56 Jahre alt (23–87 Jahre), 252 (75,2 %) waren jünger als 65 Jahre. Alle Patienten litten an chronischen Schmerzen, für deren Therapie Opioide der Stufe II (WHO) indiziert waren. Alle waren mit Opioiden vorbehandelt. 256 (76,4 %) Patienten litten unter chronischen Schmerzen des Bewegungsapparates, 111 (33,1 %) berichteten über Nervenschmerzen. Begleiterkrankungen hatten insgesamt 227 (67,8 %) Patienten, in der Mehrzahl arterielle Hypertonie, koronare Herzerkrankung oder Diabetes mellitus.
Die durchschnittliche Tagesdosis von Tilidin/Naloxon-Retardtabletten lag bei 400 – 500 mg (100 – 1200 mg). Für 71 % der Patienten reichte eine Tabletteneinnahme zweimal täglich zu einer ausreichenden Schmerzreduzierung aus, 29 % benötigten drei Dosen pro Tag.

Auswertung

Von den Patienten, die über die Gesamtdauer von 2 Jahren in der Studie verblieben waren, verbesserten sich oder blieben gleich bei 91,7 % die Dauerschmerzen, 88,2 % der Patienten konnten länger oder gleichbleibend schlafen und 75,2 % berichteten über eine positivere oder gleichbleibende Stimmung. 72,1 % waren mit der Schmerztherapie zufriedener oder gleich zufrieden, 72,5 % berichteten über eine verbesserte oder gleichbleibende Aktivität. Die Laborparameter für Hämatologie, Leber, Niere, Pankreas, Eiweiß und Fette zeigten keine pathologischen Abweichungen nach zweijähriger Therapie mit Tilidin/Naloxon.

Bei 190 (56,7 %) Patienten wurde ein unerwünschtes Ereignis registriert, davon wurde bei 85 (25,4 %) Patienten ein Zusammenhang mit Tilidin/Naloxon-Retardtabletten vermutet. Übelkeit, Erbrechen und Benommenheit standen im Vordergrund, also Nebenwirkungen, wie sie von Tilidin/Naloxon-Lösung ebenfalls bekannt sind.

Fazit

- *Tilidin/Naloxon eignet sich zur Langzeittherapie von Patienten mit chronischen Schmerzen. Die Intensität der Dauerschmerzen verbesserte sich bei nahezu allen Patienten, ebenso die Dauer ihres Nachtschlafes. Die meisten Patienten waren mit der Therapie zufrieden und verzeichneten eine erhöhte Aktivität bei verbesserter Stimmung.*
- *Das Medikament wurde gut vertragen. Nur bei einem Viertel der Patienten wurden unerwünschte Nebenwirkungen im Zusammenhang mit der Schmerztherapie verzeichnet. Sie betrafen im Wesentlichen den Verdauungstrakt.*
- *Auch in der Langzeittherapie zeigten sich keine pathologischen Abweichungen der Laborparameter.*

3.3.3 Tilidin/Naloxon in der postoperativen Schmerztherapie

Postoperative Schmerzen sind akute Schmerzen von meist geringer Dauer (wenige Tage bis Wochen) und haben im Gegensatz zu chronischen Schmerzen eine Warnfunktion. Eine unzureichende Behandlung akuter Schmerzen kann allerdings zur Sensibilisierung und damit zur Schmerzchronifizierung führen. Daher ist eine suffiziente postoperative Schmerztherapie essenziell. Sie ist aber auch deshalb nötig, weil Schmerz als Stressor pathophysiologische Auswirkungen hat und sich in einer vermehrten Komplikationsrate auswirken kann. Die postoperative Schmerztherapie kann die perioperative Stressantwort reduzieren und eine frühzeitige Rehabilitation ermöglichen. Perioperative Morbidität und Mortalität können gesenkt und der Krankenhausaufenthalt unter Umständen verkürzt werden.

Die Auswahl des Analgetikums richtet sich grundsätzlich nach dem subjektiven Schmerzempfinden (Schmerzintensität, Art des Schmerzes) des Patienten, das mittels einer Nummerischen Ratingskala oder Visuellen Analogskala gemessen wird. Die Therapie erfolgt unter Berücksichtigung des WHO-Stufen-Schemas (siehe Kapitel 4). Leichte Schmerzen werden mit einem Nichtopioid-Analgetikum (z.B. Paracetamol, Metamizol oder NSAR), mittelstarke Schmerzen mit einem schwachen Opioid (Tilidin/Naloxon, Tramadol), gegebenenfalls in Kombination mit einem Nichtopioid, und starke postoperative Schmerzen werden mit einem Opioid der WHO-Stufe 3 (z. B. Morphin) behandelt.

In der frühen postoperativen Phase ist die intravenöse Schmerzmittelapplikation Mittel der Wahl. Bei sehr starken postoperativen Schmerzen ist die intravenöse patientenkontrollierte Analgesie (i.v.-PCA) die effektivste

Methode, mit dem Vorteil, dass der Patient die Dosis entsprechend seines individuellen Bedarfs (innerhalb vorgegebener Limits) selbst bestimmen kann. Die PCA bewirkt in der Regel eine bessere Analgesie bei weniger Nebenwirkungen.
Bei Operationen, die erfahrungsgemäß über längere Zeit mit stärkeren postoperativen Schmerzen einhergehen, haben periphere und rückenmarknahe Regionalanalgesieverfahren (Epiduralkatheter) einen hohen Stellenwert. Epiduralkatheter werden bevorzugt mit einem Gemisch eines niedrig konzentrierten Lokalanästhetikums mit einem Opioid beschickt und können entweder kontinuierlich oder auch patientenkontrolliert eingesetzt werden. Bei kleineren Eingriffen sowie nach Normalisierung der gastrointestinalen Motilität ab dem ersten postoperativen Tag werden Analgetika bevorzugt oral verabreicht, da die Möglichkeit, eine PCA auf Allgemeinstationen einer großen Anzahl von Patienten anzubieten, eingeschränkt ist. Dies kann optimalerweise bedarfsorientiert durch die Kombination von einem retardierten Analgetikum mit einer schnell freisetzenden Formulierung des gleichen Wirkstoffs erfolgen. Während das Retardpräparat für eine Basalanalgesie sorgt, kann der Patient mit der schnell wirkenden Formulierung, ähnlich dem Prinzip der i.v.-PCA, nach Bedarf Schmerzspitzen kupieren.

Postoperative Schmerztherapie mit Tilidin/Naloxon-Retardtabletten und -Lösung

In einer prospektiven, randomisierten Phase-IV-Studie an 86 Patienten nach herzchirurgischen Routine-Bypassoperationen verglichen *Cegla* et al. (2003) die Wirksamkeit und Verträglichkeit von Tilidin/Naloxon-Retardtabletten und Tilidin/Naloxon-Lösung mit einer im Routinebetrieb üblichen Kombination aus Paracetamol-

Suppositorien und Tramadol-Lösung. Die Tilidin/Naloxon-Gruppe erhielt 2-mal täglich 1 Retardtablette, entsprechend 100 mg Tilidin/8 mg Naloxon als basale analgetische Therapie und bei Bedarf zusätzlich bis zu 3-mal täglich 20 Tropfen Tilidin/Naloxon-Lösung (entsprechend 50 mg Tilidin). Die Vergleichsgruppe bekam 3-mal täglich 1000 mg Paracetamol (Suppositorien) und zusätzlich nach Bedarf jeweils 20 Tropfen Tramadol-Lösung bis zu einer Tageshöchstdosis von 400 mg. Die Therapie wurde über 3 Tage durchgeführt.
Die durchschnittliche Entwicklung der Schmerzeinschätzung beider Patientengruppen in Abb. 11 zeigt, dass Tilidin/Naloxon bei fast allen Messpunkten besser analgetisch wirksam war als Paracetamol kombiniert mit Tra-

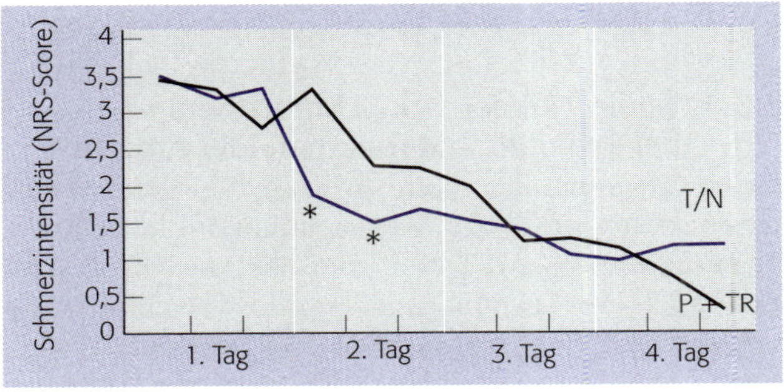

Abbildung 11 Verlauf der Schmerzintensität bei Patienten, die entweder Tilidin/Naloxon-Retardtabletten + Tilidin/Naloxon-Lösung (T/N) oder Paracetamol-Suppositorien + Tramadol-Lösung (P + TR) erhielten. Die Schmerzstärke wurde mittels einer Nummerischen Ratingskala (NRS-Score: 0=kein Schmerz, 10=stärkste vorstellbare Schmerzen) am 1. bis 4. postoperativen Tag jeweils früh, mittags und abends bestimmt. Die Prüfmedikationen wurden am 1. bis 3. postoperativen Tag appliziert, am 4. postoperativen Tag erhielt der Patient lediglich eine Bedarfsmedikation mit Tropfen. Am 2. postoperativen Tag war Tilidin/Naloxon der Vergleichsmedikation statistisch signifikant (*) überlegen (modifiziert nach Cegla et al. 2003)

madol. Am 2. postoperativen Tag zeigte Tilidin/Naloxon einen signifikant besseren analgetischen Effekt als die Vergleichstherapie mit einer etwas höheren Neigung zu Müdigkeit bei ansonsten vergleichbaren Nebenwirkungen. Schwer wiegende Nebenwirkungen wurden in beiden Behandlungsgruppen nicht beobachtet. Die Ergebnisse der Studie zeigen, dass eine bedarfsorientierte Analgesie mit Tilidin/Naloxon für die orale postoperative Schmerztherapie geeignet ist.

Fazit

- *Mit Tilidin/Naloxon-Retardtabletten und Tilidin/Naloxon-Lösung steht ein wirksames und gut verträgliches, bedarfsorientiertes Analgesieverfahren für die orale postoperative Schmerztherapie zur Verfügung.*

3.3.4 Tilidin/Naloxon zur Schmerztherapie bei Patienten mit rheumatoider Arthritis

Bei der rheumatoiden Arthritis handelt es sich um eine chronisch entzündliche Systemerkrankung des Bindegewebes, von der etwa 1 % der Bevölkerung betroffen ist. Etwa 80 % aller Rheumapatienten leiden an chronischen Schmerzen.

Der Therapiefortschritt in der Rheumatologie war in den vergangenen Jahren enorm. Neue Basistherapeutika wie „TNF-α-Blocker" (Etanercept, Infliximab) und Immunmodulatoren (Leflunomid) und auch die magenverträglicheren COX-2-Hemmer (Celecoxib, Rofecoxib, Valdecoxib) zur symptomatischen Therapie von Entzündung und Schmerz bei Arthrose und Arthritis erweitern das verfügbare Arzneimittelrepertoire (*Mutschler* 2001). Darüber hinaus hat sich auch die Behandlungsstrategie in den letzten Jahren auf die Aggressivität der rheumatoiden Arthritis eingestellt. Da man heute weiß, dass destruktive Prozesse an den Gelenken keine Spätfolgen der rheumatoiden Arthritis sind, sondern bereits nach dreimonatiger Krankheitsdauer auftreten können, werden Basistherapeutika unmittelbar nach Diagnosesicherung eingesetzt. Auch die sofortige Schmerzbekämpfung ist wichtig. Einerseits kann sie nämlich die Beweglichkeit des Rheumapatienten erhalten bzw. wieder herstellen und so die Voraussetzungen für krankengymnastische und physiotherapeutische Maßnahmen schaffen. Andererseits verhindert eine erfolgreiche Schmerztherapie die Schmerzchronifizierung. Deshalb sind Opioide bei therapieresistenten Fällen mit anhaltenden Schmerzen eine wirkungsvolle Behandlungsoption auch schon in frühen Stadien entzündlich rheumatischer Erkrankungen und bei Arthrose. Während Opioide lange Zeit als Prototyp zentral wirksamer Analgetika galten, weiß man heute, dass sie auch über periphere Opioid-Rezeptoren analgetisch wirken (*Stein* et al. 2001). Darüber hinaus deuten experimentelle und klinische Untersuchungen der vergangenen Jahre darauf hin, dass Opioide auch antiinflammatorisch wirksam sind. Klinische Studien größeren Umfangs sind nötig, um den künftigen Stellenwert von klassischen oder auch von neuen peripher wirkenden Opioiden in der Rheumatherapie zu ermitteln. Möglicherweise geht ihre Bedeutung weit über ihre analgetische Potenz hinaus.

Pilotstudie mit Tilidin/Naloxon-Retardtabletten bei Patienten mit rheumatoider Arthritis

Studiendesign

In einer doppelblinden, randomisierten, Plazebo-kontrollierten Studie an 20 Patienten mit rheumatoider

Arthritis wurde die Wirkung von Tilidin/Naloxon-Retardtabletten auf Schmerzen, Anzahl schmerzhafter und geschwollener Gelenke sowie auf Schlafstörungen geprüft (*Brunnmüller* et al., 2004). Ein Patient wurde in die Studie zuvor eingeschlossen, da aber im Verlauf der Studie keine Daten erhoben werden konnten, gingen nur noch 19 Patienten in die Auswertung ein. Die Patienten (n=11) erhielten Tilidin/Naloxon-Retardtabletten in einer Dosierung von 50 mg Tilidin/4 mg Naloxon, 100 mg Tilidin/8 mg Naloxon oder 150 mg Tilidin/12 mg Naloxon nach einem festen Zeitschema morgens und abends zusätzlich zu Basistherapeutika und Begleitmedikation (z. B. NSAR, Kortikosteroide). Eine entsprechende Einnahmevorschrift galt für die Plazebo-Gruppe (n=8). Die individuelle Tagesdosis wurde in einer zweiwöchigen Titrationsphase ermittelt. Die Behandlungsphase betrug 4 Wochen. Die mittlere Tagesdosis nach Abschluss der Titrationsphase lag bei ca. 340 mg Tilidin (7 Patienten bis 300 mg Tilidin, 2 Patienten 300–900 mg Tilidin).

Auswertung

Am Ende der Untersuchung ergab sich in der Tilidin/Naloxon-Gruppe eine statistisch signifikante, fast 50 %ige Reduktion der eingangs ermittelten Schmerzintensität, die mittels Visueller Analogskala (VAS: 0 = kein Schmerz, 10 = stärkste vorstellbare Schmerzen) gemessen wurde. Auch die Zahl der schmerzhaften Gelenke verringerte sich nach Tilidin/Naloxon signifikant von durchschnittlich 14 auf 8, während unter Plazebo eine Zunahme von 9,5 auf 11 registriert wurde. Die Schlafqualität, die durch das Ausmaß Schmerz bedingter Schlafstörungen mittels einer Visuellen Analogskala (VAS: 0 = keine Störung, 10 = stärkste Störung) bestimmt

wurde, verbesserte sich in der Tilidin/Naloxon-Gruppe signifikant gegenüber der Plazebo-Gruppe.
Unerwünschte Ereignisse traten bei 6 Patienten der Verum-Gruppe und bei 3 Patienten der Plazebo-Gruppe auf. Jeweils 2 Patienten aus beiden Gruppen beendeten die Studie vorzeitig wegen unzureichender Wirkung. Ein Patient der Tilidin/Naloxon-Gruppe schied wegen opioidbedingter Nebenwirkungen (Schwindel) aus, 2 Patienten wegen anderer Nebenwirkungen.

Fazit

- *Retardiertes Tilidin/Naloxon besserte Schmerzintensität und Schlafqualität und reduzierte die Anzahl schmerzhafter Gelenke bei Patienten mit rheumatoider Arthritis signifikant im Vergleich zu Plazebo.*
- *Klinische Studien mit größerer Fallzahl sind notwendig, um neben der analgetischen Wirksamkeit einen erwünschten antiinflammatorischen Effekt von Tilidin/Naloxon bei Rheumapatienten nachzuweisen.*

4 Therapie chronischer Schmerzen

Die Grundlagenforschung hat belegt, dass der Chronifizierung von Schmerzen Lernprozesse zugrunde liegen, die wie alle Lernprozesse auf dem Wiederholen von Informationen beruhen. Eine moderne Schmerztherapie zielt also darauf ab, Schmerzen frühzeitig, individuell und effektiv zu behandeln und damit die Chronifizierung zu vermeiden bzw. ihr entgegenzuwirken.

Als Grundlage der medikamentösen Therapie chronischer Schmerzen dient das von der WHO für Tumorschmerzen vorgeschlagene Stufenschema (Abb. 12), das vorsieht, bei unzureichender Schmerzlinderung jeweils auf die nächste Stufe zu wechseln.
Nach dem WHO-Stufenschema wird in der 1. Stufe ein nichtopioides Analgetikum allein eingesetzt oder mit einem Ko-Analgetikum kombiniert. Als nichtopioide Analgetika kommen vor allem bei entzündlichen Schmerzen die so genannten nichtsteroidalen Antiphlogistika wie Ibuprofen, Diclofenac oder Naproxen zum Einsatz.

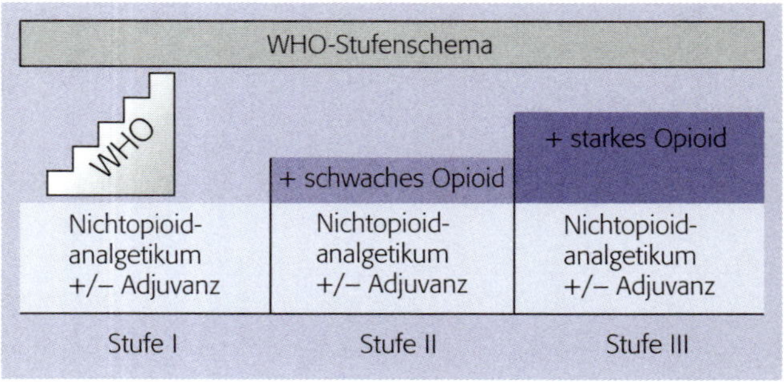

Abbildung 12 WHO-Stufenschema zur (Tumor-)Schmerztherapie

Neben den klassischen NSAIDs stehen bei Osteoporose und rheumatoider Arthritis auch selektive Cyclooxygenase-2-Hemmer (COX-2-Hemmer, „Coxibe“) wie Celecoxib und Valdecoxib zur Verfügung, die sich durch eine bessere Magenverträglichkeit auszeichnen. Als nichtopioide Analgetika können auch Paracetamol und Metamizol eingesetzt werden, die in therapeutischer Dosierung nicht oder nur schwach entzündungshemmend wirken. Metamizol wird aufgrund seiner spasmolytischen Wirkung vor allem gerne bei Kolikschmerzen gegeben.
In der WHO-Stufe 2 wird ein schwaches Opioid wie beispielsweise Tilidin/Naloxon oder Tramadol, die nicht der BtmVV unterliegen, in Kombination mit einem Nichtopioid der Stufe 1 verwendet.
Bei stärksten Schmerzen sieht die WHO-Stufe 3 ein stark wirksames Opioid wie z. B. Morphin, Fentanyl, Methadon, Buprenorphin oder auch Oxycodon und Hydromorphon in Kombination mit einem nichtopioiden Analgetikum bzw. einem Ko-Analgetikum vor. Die stark wirksamen Opioide stehen in verschiedenen Arzneiformulierungen (schnell freisetzend oder retardiert) zur Verfügung, die alle – einschließlich des relativ neu entwickelten Fentanyl- und Buprenorphin-Pflasters (TTS, Transdermales Therapeutisches System) – der BtmVV unterliegen.

Grundsätzlich gelten für die Behandlung chronischer Schmerzen mit Opioiden folgende Regeln:

- **Einsatz von lang wirksamen oder retardierten Analgetika in oraler oder transdermaler Darreichungsform nach einem festen Zeitschema**
  Zur Aufrechterhaltung eines konstanten Wirkstoffspiegels soll die Einnahme retardierter Opioide (Basismedikation) nach der Uhr in regelmäßigen Zeitabständen erfolgen, die von der Wirkdauer der Substanz

abhängen, wie in der Konsensuserklärung 2001 des Schmerztherapeutischen Kolloquiums (STK) vereinbart (*Sorgatz* et al., 2002). Diese antizipatorische Therapie gewährleistet eine gleichmäßige Analgesie, die der Schmerzchronifizierung entgegenwirkt. Außerdem wird die Gefahr der psychischen Abhängigkeit vermindert, da durch gleichmäßige (relativ niedrige) Plasmaspiegel der „Kick", der durch Konzentrationsspitzen verursacht werden würde, vermieden wird. Auch das Auftreten von Entzugssymptomen nach Absetzen des Opioids ist im Fall von Retardpräparaten aufgrund des „Ausschleichens" seltener und schwächer ausgeprägt. Grundsätzlich sollte sich die Auswahl des Analgetikums nach dem subjektiven Schmerzempfinden (Schmerzintensität, Art des Schmerzes) des Patienten richten. Liegen starke Schmerzen vor, kann die Therapie erfahrungsgemäß unter Umgehung der WHO-Stufe 1 unmittelbar mit einem Opioid der WHO-Stufe 2 oder 3 begonnen werden.

- **Behandlung von Schmerzspitzen mit einem schnell wirkenden Analgetikum**
  Optimalerweise wird zur Kupierung von Schmerzspitzen das gleiche Opioid, das als Basismedikation in retardierter Form eingesetzt wird, in einer schnell freisetzenden Arzneiformulierung als Reservemedikation („Escape"- oder „Rescue"-Medikation) verwendet (z. B. Tilidin/Naloxon-Retardtabletten + Tilidin/Naloxon-Tropfen, retardiertes Morphin + Morphin-Tropfen).

- **Individuelle Dosierung (Dosistitration)**
  Für die Ermittlung der optimalen Dosis, die eine ausreichende Analgesie bei erträglichen Nebenwirkungen gewährleisten soll, ist es notwendig, die Schmerzinten-

sität mittels einer Visuellen Analogskala oder Nummerischen Ratingskala zu erfassen. Der Schmerzverlauf sollte in einem Schmerztagebuch dokumentiert werden, das sowohl in der Einstellungsphase als auch zur laufenden Therapiekontrolle hilfreich ist.

- **Schriftliche Einnahmeanleitung für den Patienten**
  Eine schriftliche Einnahmeanleitung (Dosierung, Einnahmezeitpunkte) bildet die Grundlage für eine hohe Patientencompliance.

- **Prophylaxe von Nebenwirkungen mit Therapiebeginn**
  Eine Therapie mit Laxanzien ist bei der Verwendung von Opioiden (WHO-Stufe 3) obligatorisch und in der Regel während der gesamten Therapiedauer notwendig. Auch die in der Einstellungsphase häufig auftretende Nausea und Emesis erfordern initial oft eine antiemetische Begleitmedikation.

- **Kombination der Opioide (WHO-Stufe 2 oder 3) mit nichtopioiden Analgetika (WHO-Stufe 1)**
  Eine Kombination von Opioiden mit Nichtopioiden der WHO-Stufe 1 kann aufgrund der häufig heterogenen Schmerzursachen sinnvoll sein und eine niedrigere Dosierung des Opioids ermöglichen (z. B. Schmerzen bei Knochenmetastasen).
  Eine Kombination der Opioide untereinander wird dagegen nicht empfohlen.

- **Frühzeitige Komedikation bei bestimmten Schmerzen**
  Bei bestimmten, beispielsweise neuropathischen Schmerzen sollte eine Ko-Medikation mit z. B. Gaba-

pentin oder Amitriptylin etc. frühzeitig erwogen werden.

- **Opioidrotation bei unzureichender Analgesie oder unerträglichen Nebenwirkungen**
Bei ungenügender Schmerzkontrolle und nicht therapierbaren dosislimitierenden Nebenwirkungen kann eine Opioidrotation notwendig werden, bei der von einem Opioid auf ein anderes Opioid innerhalb derselben WHO-Stufe gewechselt wird.
Verschiedene Opioide können aufgrund der Variabilität der Funktion der arzneistoffmetabolisierenden Zytochrom-P-450-Enzyme bezüglich Intensität und Dauer von Wirkungen und Nebenwirkungen bei gleicher Dosierung individuell sehr differieren. Es sind genetische Polymorphismen bekannt, die zum völligen Funktionsverlust oder einer erheblich herabgesetzten Enzymaktivität führen können. Das Prodrug Codein wirkt beispielsweise bei so genannten langsamen Metabolisierern („poor metabolizers") nicht analgetisch, weil es aufgrund eines genetischen Polymorphismus am metabolisierenden Enzym CYP2D6 nicht zu Morphin aktiviert wird (*Mikus* et al. 1997). Analog zeigten langsame Metabolisierer, die Tramadol für die postoperative Schmerztherapie erhielten, eine niedrigere Ansprechrate als schnelle Metabolisierer („extensive metabolizers") (*Stamer* et al. 2003). Auch ein bestimmter genetischer Polymorphismus am µ-Opioid-Rezeptor (A118G), der dazu führt, dass beispielsweise Morphin-6-Glucuronid, ein wirksamer Metabolit von Morphin, weniger wirksam ist, kann zur individuellen Variabilität der Ansprechrate beitragen und einen Opioidwechsel erforderlich machen.

Therapie chronischer Schmerzen mit Tilidin/Naloxon

Dosisfindung mit Tilidin/Naloxon

Die Neueinstellung mit Tilidin/Naloxon sollte über eine Dosisfindungsphase („Titration") zu einer stabilen Dauertherapie mit Tilidin/Naloxon-Retardtabletten führen. Für die Initialtherapie und Dosisfindung eignet sich zunächst die Tilidin/Naloxon-Lösung, da durch den schnellen Wirkeintritt und die gute Steuerbarkeit, ähnlich einer i.v.-Injektion, schnell festgestellt werden kann, welche Tagesdosierung der Patient benötigt. Ist die Tagesdosis auf diesem Weg ermittelt, wird auf Retardtabletten umgestellt (s. u.). Ein solches Vorgehen ist für eine schnelle Einstellung besonders geeignet.

Die Neueinstellung kann auch mit den Retardtabletten direkt erfolgen. Hierbei muss jedoch die verzögerte Freisetzung berücksichtigt werden, die auch zu einem verzögerten Wirkungseintritt führt. Nebenwirkungen, wie sie typischerweise bei Beginn der Therapie auftreten können (z. B. Übelkeit, Erbrechen, Schwindel), lassen sich durch eine langsamere Dosissteigerung abschwächen bzw. vermeiden. Dieser Zusammenhang muss mit dem Patienten besprochen werden und es empfiehlt sich für die Phase der Dosisfindung Tilidin/Naloxon-Lösung zusätzlich zu verordnen, damit der Patient ausreichend analgetisch therapiert ist.

Umstellung von Tilidin/Naloxon-Lösung auf Tilidin/Naloxon-Retardtabletten

Tilidin/Naloxon-Lösung und -Retardtabletten sind bioäquivalent (s. 3.1.2; 3.3.1), sodass eine Umstellung von dem einen auf das andere Präparat problemlos erfolgen

Tabelle 8

Umrechnung der Tagesdosis von Tilidin bzw. Tilidin/Naloxon-Lösung (Valoron® N) auf Tilidin/ Naloxon-Retardtabletten (Valoron® N retard)

Bisherige Tagesdosis		Neue Tagesdosis
Tilidin-HCL in mg	Valoron® N Lösung	Valoron® N retard Retardtabletten Dosierung
100	2 x 20 Tropfen bzw. 4 x 10 Tropfen	2 x 1 Valoron® N retard 50/4 mg Retardtablette
200	4 x 20 Tropfen	2 x 1 Valoron® N retard 100/8 mg Retardtablette
300	6 x 20 Tropfen 3 x 40 Tropfen	2 x 1 Valoron® N retard 150/12 mg Retardtablette
400	4 x 40 Tropfen	2 x 1 Valoron® N retard 200/16 mg Retardtablette
600	6 x 40 Tropfen	2 x 2 Valoron® N retard 150/12 mg Retardtablette

kann. Nach Ermittlung der bisherigen Tagesdosierung erfolgt die Umstellung im Verhältnis 1:1 (Tab. 8).

Therapiekontrolle

Der Patient sollte gerade in der Anfangsphase der Schmerztherapie mit Tilidin/Naloxon Einnahmedosis und -frequenz, sowie die Schmerzen in einem Schmerztagebuch dokumentieren.
Vorlagen zum Ausdrucken oder kostenlose Downloads für ein Schmerztagebuch gibt es im Internet u. a. bei medicine worldwide (www.m-ww.de/krankheiten/schmerz/),

beim Informationsdienst Krebsschmerz (www.ksid.de/tagebuch.htm) oder bei der Deutschen Schmerzliga (www.dsl-ev.de/pages/pub/publikationen.html).
Der Patient kann sein Schmerztagebuch auch kostenlos online führen und auswerten lassen, beispielsweise bei: www.schmerz.de.

Zusatzmedikation (Escape-Medikation)

Auch bei einer prinzipiell ausreichenden analgetischen Therapie können Schmerzspitzen auftreten, die akut abgefangen werden müssen. Für diese Fälle eignet sich ebenfalls die schnell wirksame Tilidin/Naloxon-Lösung. Bei wiederholt auftretenden Schmerzspitzen muss jedoch neu beurteilt werden, inwieweit die Dosierung der Retardtablette grundsätzlich angepasst werden muss.

Umstellung auf stark wirksame Opioide

Eine Umstellung auf stark wirksame Opioide (z. B. Morphin) sollte erwogen werden, wenn die therapeutischen Möglichkeiten der WHO-Stufe 2 ausgeschöpft sind. Naloxon wird in therapeutischen Dosierungen durch den First-Pass-Effekt sofort in inaktive Metaboliten abgebaut. Eine Umstellung auf stark wirksame Opioide in der äquianalgetischen Dosierung ist problemlos möglich.
Dosisberechnung: Die analgetische Wirkung von Morphin ist etwa 5-mal stärker als Tilidin/Naloxon. Beispiel: 600 mg Tilidin/Naloxon entsprechenetwa 120 mg Morphin (jeweils p.o.).

Der Opioidausweis

Vom Schmerztherapeutischen Kolloquium (STK) wird empfohlen, die Opioidpatienten neben der schriftlichen Einnahmeanordnung mit einem Opioidausweis zu ver-

sorgen, den die Patienten ständig mit sich führen. Aus gutem Grund. Für Diabetespatienten und viele Herzpatienten gehören entsprechende Ausweise, die über ihre Erkrankung und die Behandlungsart genau Auskunft geben, zum Alltag.
Mit dem Opioidausweis werden in Not- und Akutfällen mitbehandelnde Ärzte darüber informiert, dass die Betroffenen Opioide benötigen und in welcher Dosierung sie verabreicht werden müssen. Erfahrungen von Schmerzspezialisten belegen, dass andere Ärzte aufgrund des Ausweises die Opioidtherapie kaum noch verändern. Das Schmerztherapeutische Kolloquium bietet den Opioidausweis bundesweit als kostenlose Service-Leistung an. Der Ausweis kann bei der Geschäftsstelle oder online angefordert werden.

Adresse: Geschäftsstelle des STK, Adenaueralle 18, 61440 Oberursel, Tel.: (0 61 71) 28 60 20, Fax: (0 61 71) 28 60 22 oder unter www.stk-ev.de/2003/pages/service/best_ausweis.html.

5 Schmerztherapie bei Kindern

Der Schmerztherapie im Kindesalter wurde in den letzten Jahren erhöhte Aufmerksamkeit geschenkt. Während man in den 80er Jahren davon ausging, dass Kinder nur selten Schmerzmedikamente benötigen, weiß man heute, dass wiederholte Schmerzreize (bei unzureichender Schmerztherapie) bereits im Säuglingsalter neuronale Umbauvorgänge verursachen können, die dazu führen, dass auch ohne somatischen Reiz Schmerzen ausgelöst werden.

Kinder unterscheiden sich in ihrer Physiologie stark von Erwachsenen mit der Folge, dass Pharmakokinetik und Pharmakodynamik von Arzneistoffen je nach Alter des Kindes verschieden sein können und die Dosis des Pharmakons entsprechend angepasst werden muss. Während in vielen Bereichen der Pädiatrie Arzneistoffe für Kinder in klinischen Prüfungen nicht erprobt sind und auch keine geeigneten Arzneiformulierungen verfügbar sind, sind mehrere Analgetika in kindergerechten Darreichungsformen zugelassen. Prinzipiell sind somit alle Voraussetzungen für eine effiziente Schmerztherapie für Kinder gegeben.

Ein spezifisches Problem der Schmerztherapie in der Pädiatrie ist das Einschätzen und Protokollieren von Schmerzen, da Kinder diese oft nicht adäquat äußern können bzw. Krankenhauspersonal und auch Eltern die Schmerzintensität des Kindes häufig unterschätzen. Bei kleineren Kindern ist eine objektive Schmerzskala (Verhalten des Kindes, physiologische Messgrößen wie Blutdruck und Puls) zur Schmerzmessung notwendig. Für Vorschul- und Schulkinder werden einfache Schätzskalen (Smiley-Skala) empfohlen, die dann mit zunehmendem Alter je nach Entwicklungsstand des Kindes von Num-

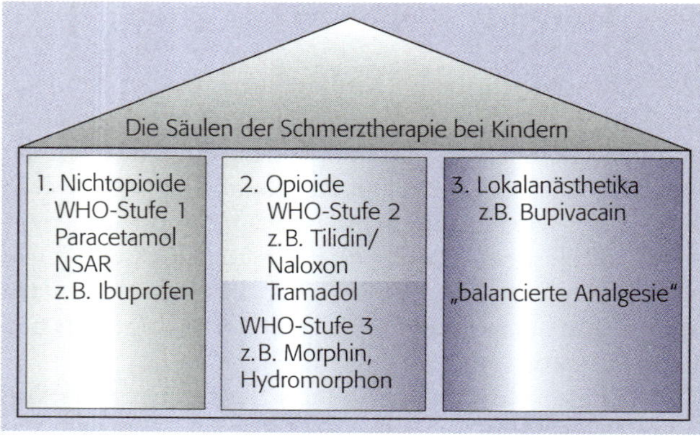

Abbildung 13 Wesentliche Bausteine der Schmerztherapie bei Kindern. Eine optimale und nebenwirkungsarme postoperative „balancierte Analgesie" kann durch die kombinierte Anwendung von Lokalanästhetika (periphere und zentrale Nervenblockaden) und Analgetika erreicht werden.

merischen Schätzskalen bzw. Visuellen Analogskalen abgelöst werden. Eine regelmäßige Schmerzmessung ist von zentraler Bedeutung, da nur so Unter- und Überdosierungen des Analgetikums vermieden werden können. Bei der Auswahl des Analgetikums dient – wie bei Erwachsenen – das WHO-Stufenschema als Grundlage, das bei leichten Schmerzen Nichtopioide (z. B. Paracetamol, Nichtsteroidale Antiphlogistika) bei mittelstarken Schmerzen schwach potente Opioide (Tilidin/Naloxon, Tramadol), die nicht der BtmVV unterliegen, und für starke Schmerzen stark wirksame Opioide (z. B. Morphin, Hydromorphon) vorsieht (Abb. 13).
Opioide werden Kindern fälschlicherweise vielfach vorenthalten, bedingt durch die unbegründete Angst der Eltern und des Pflegepersonals, eine Opioidabhängigkeit herbeizuführen. Da die Schmerzeinschätzung bei Kin-

dern oft schwierig ist, kommt den schwachen µ-Opioid-Agonisten (z. B. Tilidin/Naloxon, Tramadol) oder auch partiellen µ-Agonisten (z. B. Nalbuphin) ein besonderer Stellenwert zu. Sie wirken weniger atemdepressiv als Morphin oder Hydromorphon, falls ein Kind ohne Schmerzen – Schmerzen stimulieren den Atemantrieb – irrtümlicherweise mit einem Opioid behandelt wird (*Jöhr* 2000).
Grundsätzlich sollte sich die Behandlung an der Stärke der Schmerzen des Kindes orientieren. Liegen stärkere Schmerzen vor, sollten Opioide frühzeitig zum Einsatz kommen, ohne dass das Kind von WHO-Stufe zu WHO-Stufe klettern muss (*Zernikow* 2002).
Neben Nichtopioiden und Opioiden bilden Lokalanästhetika (z. B. Bupivacain) die dritte Säule der Schmerztherapie im Kindesalter (siehe Abb. 13). Lokalanästhetika sind ein wichtiger Bestandteil der postoperativen Schmerztherapie und können risikoarm in Form von peripheren (z. B. Wundinfiltration) und zentralen Blockaden in Kombination mit Analgetika und Koanalgetika als „balancierte Analgesie" eingesetzt werden (*Jöhr* 2000).

Tilidin/Naloxon zur Behandlung unfallbedingter und postoperativer Schmerzzustände bei Kindern

Tilidin/Naloxon-Lösung ist für Kinder ab dem 2. Lebensjahr zugelassen. *Hauptmann* (1981) verglich in einer offenen, randomisierten klinischen Prüfung an 50 Kindern im Alter von 2 bis 14 Jahren (im Mittel 9 Jahre) mit unfallbedingten (Knochenfraktur) oder postoperativen (Appendektomie) Schmerzen die analgetische Wirkung von Tilidin/Naloxon-Lösung mit Tilidin-Lösung. Die Dosierung betrug jeweils 1 Tropfen pro Lebensjahr, entsprechend 2,5 mg Tilidin/ 0.2 mg Naloxon bzw. 2,5 mg

Tilidin bis zu 4-mal täglich. Kinder unter 3 Jahren erhielten 3 Tropfen (entsprechend 7,5 mg Tilidin). Die Beurteilung der Schmerzintensität erfolgte anhand einer vierwertigen Skala unter Aufsicht des Arztes unmittelbar vor Applikation, sowie 15, 30 Minuten und 1, $1^1/_2$, 2, 3 und 4 Stunden nach jeder Applikation. Bereits 15 Minuten nach der ersten Applikation waren 8 Kinder aus der Tilidin/Naloxon-Gruppe und 7 Kinder aus der Tilidin-Gruppe schmerzfrei. Die maximale analgetische Wirkung trat unter Tilidin/Naloxon im Mittel nach 26 Minuten ein, wobei alle Kinder der Tilidin/Naloxon-Behandlungsgruppe ohne Zusatz weiterer Analgetika schmerzfrei wurden. Die Analgesiedauer betrug in beiden Behandlungsgruppen etwa 170 Minuten. Schwerwiegende Nebenwirkungen traten nicht auf. Bei mehr als der Hälfte der Kinder wurde als Begleiterscheinung eine Sedierung beobachtet, die allerdings postoperativ bzw. posttraumatisch durchaus erwünscht sein kann. Die Kreislaufparameter, Blutdruck und Pulsfrequenz blieben unverändert, allergische Reaktionen wurden nicht beobachtet.

Fazit

- *Tilidin/Naloxon hat sich bei Kindern mit Knochenfrakturen bzw. postoperativ als ausgezeichnet analgetisch wirksam und gut verträglich erwiesen.*
- *Die Dosierung betrug 2,5 mg Tilidin/0,2 mg Naloxon pro Lebensjahr für Kinder ab 3 Jahren und 7,5 mg Tilidin/0,6 mg Naloxon für Kinder zwischen 2 und 3 Jahren, bis zu 4-mal täglich.*
- *Mit der Tilidin/Naloxon-Lösung steht eine für Kinder zugelassene und kindergerechte Arzneiformulierung zur Verfügung, die eine individuelle Dosierung erlaubt.*

6 Schmerztherapie bei älteren Patienten

Nach heutigem Kenntnisstand leiden schätzungsweise 25–50 % der über 65-jährigen Patienten unter starken Schmerzen, verursacht durch degenerative Veränderungen des Bewegungsapparates, Osteoporose, neurologische Leiden oder maligne Erkrankungen. In Alters- und Pflegeheimen liegt der Anteil an Schmerzpatienten sogar bei etwa 45–80 % (*Sohn* 2001). Eine erfolgreiche Schmerztherapie in der Geriatrie erweist sich oft als schwierig und die Gründe dafür sind vielschichtig.

Ein zentrales Problem der Pharmakotherapie im Alter ist die Multimorbidität. In einer epidemiologischen Studie zur Untersuchung von Komorbidität und Multimedikation im höheren Lebensalter zeigte sich, dass alte Patienten neben der Schmerzerkrankung Diagnosen in fünf weiteren Organsystemen haben und durchschnittlich 7 verschiedene Medikamente einnehmen (*Basler* et al. 2003). Dadurch können einerseits Diagnosen erschwert, andererseits Arzneimittelinteraktionen unüberschaubar werden. Durch die Multimedikation ist auch die Patientencompliance beeinträchtigt, die ohnehin aufgrund kognitiver oder auch motorischer Schwierigkeiten beispielsweise bei der Entnahme von Tabletten aus Blister oder Schraubgefäßen im Alter vermindert ist. Eine weitere Hürde stellt die Schmerzerfassung dar. Aufgrund einer eingeschränkten Kommunikationsfähigkeit haben viele ältere Patienten Schwierigkeiten, ihre Schmerzen zu beschreiben, dementen Patienten ist es gar unmöglich. Altern hat physiologische Folgen, die zu unterschiedlichem pharmakokinetischen und pharmakodynamischen Verhalten von Arzneistoffen führen können, sodass Dosierungen und Dosierungsschemata diesen Veränderungen angepasst werden müssen. Die Verteilung von

Pharmaka im Körper kann sich durch den reduzierten Wasser- und erhöhten Fettanteil des alten Patienten sowie durch eine reduzierte Plasmaproteinbindung ändern. Die Metabolisierung in der Leber ist durch die möglicherweise eingeschränkte Leberfunktion und den verminderten hepatischen Blutfluss verlangsamt. Die Elimination von hauptsächlich unverändert renal ausgeschiedenen Substanzen ist durch die im Alter abnehmende Nierenfunktion verzögert, sodass das Risiko der Arzneistoffkumulation verbunden mit möglicherweise gefährlichen Nebenwirkungen besteht. Da klinische Prüfungen von Analgetika bei älteren Patienten fehlen, gilt es, das am besten geeignete Analgetikum und die Dosierung unter Berücksichtigung der physiologischen Gegebenheiten für den jeweiligen Patienten individuell auszuwählen.
Als Leitlinie für die medikamentöse Schmerztherapie dient auch bei alten Menschen das Stufenschema der WHO unter Berücksichtigung altersspezifischer Besonderheiten.

Nichtopioide (WHO-Stufe 1) zur Schmerztherapie im Alter

Häufig erfolgt die Einleitung einer Schmerztherapie mit Nichtopioid-Analgetika der WHO-Stufe 1. Paracetamol ist in therapeutischer Dosierung zwar sehr gut verträglich, besitzt aber eine relativ niedrige analgetische Potenz und eine kleine therapeutische Breite. Bei versehentlicher Überdosierung wirkt es akut lebertoxisch. Nach Ausschluss von Kontraindikationen sind die NSAR für die Therapie passagerer, entzündlicher Schmerzen geeignet. Allerdings birgt die Langzeitanwendung der klassischen NSAR besonders bei alten Patienten die Gefahr von Blutungen und Perforationen im Gastrointestinaltrakt, die häufig lebensbedrohlich sind. Günstiger bei arthrose- oder arthritisbedingten Schmerzen erscheinen hier die besser magenverträglichen, selektiven COX-2-Hemmer wie beispielsweise Celecoxib, Rofecoxib oder Valdecoxib. Langzeiterfahrungen bestehen allerdings derzeit noch nicht. Darüber hinaus senken alle NSAR die glomeruläre Filtrationsrate und den renalen Blutfluss, wodurch sich eine bereits eingeschränkte Nierenfunktion weiter verschlechtert.

Tilidin/Naloxon, ein Opioid der WHO-Stufe 2, zur Schmerztherapie im Alter

Wird der gewünschte Effekt mit einem Analgetikum der WHO-Stufe 1 nicht erzielt oder ist eine Langzeitanwendung aus genannten Gründen nicht möglich, sollte frühzeitig auf ein Opioid der WHO-Stufe 2 (Tilidin/Naloxon, Tramadol) gewechselt werden. Für die Therapie chronischer Schmerzen sind dabei die oralen retardierten Arzneiformulierungen zu bevorzugen. Eine Dosisanpassung aufgrund der im Alter verminderten Nierenfunktion ist für Tilidin/Naloxon nicht erforderlich, da der aktive Metabolit hauptsächlich durch Metabolisierung eliminiert wird. Vorteilhaft ist außerdem, dass Tilidin/Naloxon praktisch keine Therapie limitierende Obstipation verursacht. Darüber hinaus treten in Kombination mit anderen Medikamenten so gut wie keine zusätzlichen Risiken auf, wie eine Multizenter-Langzeitstudie ergab (*Flöter, Brunnmüller* 2002). Bei hochgradiger Leberinsuffizienz ist die Therapie mit Tilidin/Naloxon nicht sinnvoll, da der Opioid-Rezeptor-Antagonist Naloxon unverändert (nicht metabolisiert) systemisch verfügbar wird und die Tilidin- bzw. Nortilidin-Wirkung antagonisiert. Bei Tramadol ist sowohl bei Leber- als auch bei Nierenfunktionsstörung die Dosierung bzw. das Dosierungsintervall anzupassen.

Opioide der WHO-Stufe 3 zur Schmerztherapie im Alter

Aus der WHO-Stufe 3 ist neben Hydromorphon und Oxycodon nach wie vor Morphin das Opioid der Wahl. In Abhängigkeit von der Nierenleistung, die im Alter kontinuierlich abnimmt, muss die Dosis von Morphin, dessen wirksamer Metabolit Morphin-6-Glucuronid bei Niereninsuffizienz kumuliert, sowie auch die Dosis von Oxycodon reduziert werden (Tab. 9). Zu Hydromorphon liegen diesbezüglich keine Erkenntnisse vor. Methadon kumuliert ebenfalls bei eingeschränkter Nierenfunktion und ist wegen seiner langen Halbwertszeit bei alten Patienten nicht zu empfehlen. Auch der aktive Metabolit von Pethi-

Tabelle 9

Dosisanpassung bei Nieren- oder Leberfunktionseinschränkung (Quelle: pfizer-pain-academy, modifiziert nach Tegeder et al. 1999; Fachinformationen; Geißlinger*)

Substanz	Nierenfunktion ⇓	Leberfunktion ⇓
Paracetamol	D↓	Kontraindiziert*
Metamizol	D↓	D↓
ASS	!	!
Tilidin/Naloxon	nD	!
Tramadol	D↓	D↓
Morphin	D↓	D↓
Hydromorphon	?	D↓
Fentanyl	Alternativen erwägen	nD
Oxycodon	D↓	D↓
Buprenorphin	nD	keine Daten

D↓ = Dosisreduktion; ! = bei ausgeprägter Funktionseinschränkung vermeiden; nD = normale Dosierung

din, Norpethidin, der konvulsive Eigenschaften besitzt, kumuliert bei Niereninsuffizienz stark. Daher sollte Pethidin zur Schmerztherapie im Alter vermieden werden. Grundsätzlich ist für eine optimale Schmerztherapie bei alten Patienten eine individuelle Dosistitration erforderlich, die aufgrund der altersbedingten organischen Veränderungen in der Regel durch eine gesenkte Initialdosis, ein verlängertes Dosierungsintervall und eine reduzierte Erhaltungsdosis charakterisiert ist („start low, go slow!"). Sind die Patienten einer oralen Therapie nicht zugänglich, kann die Schmerztherapie mit transdermalen therapeutischen Systemen, den so genannten Schmerzpflastern (z. B. Fentanyl-Pflaster oder Buprenorphin-Pflaster), eine Alternative mit hoher Patientencompliance sein. Allerdings gilt zu berücksichtigen, dass die Resorption der Arzneistoffe durch die atrophische Altershaut möglicherweise verändert ist.

Analyse der im Alter verordneten Schmerzmedikamente

Obwohl sich das WHO-Stufenschema nicht mehr an der Schmerzursache orientiert, sondern an der Schmerzintensität, werden Opioide nach wie vor bei Nichttumorschmerzen relativ selten eingesetzt (*Hardt* 2001), wie auch in einer aktuellen epidemiologischen Studie an 263 älteren Patienten in Spezialeinrichtungen deutlich wird. *Basler* et al. (2003) fanden, dass die Hälfte der Patienten mit chronischen Schmerzen (Durchschnittsalter 76 Jahre), die aus Schmerzpraxen, Geriatriekliniken und einer Schmerzklinik rekrutiert wurden, ausschließlich mit Stufe 1-Analgetika behandelt wurde, nur etwa 16 % erhielten Stufe 2-Analgetika und etwa 18 % Stufe 3-Analgetika allein oder in Kombination mit Analgetika anderer Stufen (Tab. 10).

Tabelle 10

Analyse der ärztlich verordneten Schmerzmedikamente bei Patienten mit chronischen Schmerzen (nach Basler et al. 2003). Die Patienten hatten ein Durchschnittsalter von 76 Jahren und erhielten durchschnittlich 2 Schmerzmedikamente

Verordnung	Anzahl der Patienten (n)	Anteil der Patienten [%]
Kein ärztlich verordnetes Schmerzmedikament	16	6,1
Nur Medikamente		
der WHO-Stufe 1	134	51,0
der WHO-Stufe 2	28	10,6
der WHO-Stufe 3	24	9,1
Medikamente der		
WHO-Stufen 1 und 2	37	14,1
WHO-Stufen 1 und 3	18	6,8
WHO-Stufen 2 und 3	5	1,9
WHO-Stufen 1, 2 und 3	1	0,4

Schmerzexperten fordern heute dagegen den rechtzeitigen Einsatz von Opioiden gerade bei älteren Patienten, da sie nach aktuellem Kenntnisstand im Gegensatz zu den nichtopioiden Analgetika keine Organtoxizität besitzen.

Fazit

- *Angesichts der hohen Prävalenz chronischer Schmerzen im Alter muss der optimalen Schmerztherapie alter Menschen vermehrte Aufmerksamkeit geschenkt werden.*
- *Tilidin/Naloxon eignet sich besonders zur Schmerztherapie bei älteren Patienten, da es auch bei eingeschränkter Nierenfunktion angewendet werden kann.*

7 Zusammenfassung

- **Opioid-Analgetikum der WHO-Stufe 2**

  Tilidin/Naloxon unterliegt nicht der BtmVV, sondern der einfachen Verschreibungspflicht. Tilidin, ein Prodrug, wird in der Leber zum aktiven Metaboliten Nortilidin (µ-Opioid-Rezeptor-Agonist) umgewandelt.
- **Das Tilidin/Naloxon-Kombinationsprinzip, ein bewährtes Konzept**

  Bei intravenöser Applikation in missbräuchlicher Absicht antagonisiert der Opioid-Antagonist Naloxon die Nortilidin-Wirkungen. Bei peroraler Applikation in therapeutischer Dosierung beeinträchtigt Naloxon die analgetische Wirksamkeit von Nortilidin wegen eines ausgeprägten First-Pass-Effektes dagegen nicht.
- **Analgetische Wirksamkeit im Vergleich zu Tramadol**

  In experimentellen humanen Schmerzstudien erwies sich Tilidin/Naloxon bezüglich subjektiver und objektiver Schmerzparameter als deutlich besser analgetisch wirksam als das WHO-Stufe 2-Opioid Tramadol in gleicher Dosierung.
- **Darreichungsformen von Tilidin/Naloxon**

  Tilidin/Naloxon ist in einer schnell freisetzenden Arzneiformulierung (Tropfen) und einer retardierten Darreichungsform (Retardtabletten) verfügbar. Beide Arzneiformulierungen sind bioäquivalent und äquianalgetisch.
- **Therapie chronischer Schmerzen**

  Tilidin/Naloxon eignet sich zur Langzeittherapie von chronischen Schmerzen. Eine Multizenter-Langzeitstudie an (multimorbiden) Patienten mit chronischen Schmerzen unterschiedlicher Genese ergab eine gute analgetische Wirksamkeit bei guter Verträglichkeit.

  Die Umstellung von Tropfen während der Dosisfindungsphase auf Retardtabletten für die chronische Schmerzthera-

pie ist wegen Bioäquivalenz und analgetischer Äquivalenz einfach. Sollte die Neueinstellung mit Retardtabletten erfolgen, ist wegen des verzögerten Wirkungseintritts initial zusätzlich die schnell freisetzende Lösung erforderlich.
Das Risiko einer psychischen Abhängigkeit ist bei der Verwendung von Retardpräparaten nach einem festen Einnahmeschema auch bei langer Anwendung gering. Entzugssymptome treten nach Absetzen der Retardpräparate selten und abgeschwächt auf.

- **Postoperative Schmerztherapie**
  Mit Tilidin/Naloxon-Retardtabletten und -Lösung steht ein wirksames und gut verträgliches, bedarfsorientiertes Analgesieverfahren (Basismedikation und Reservemedikation) für die orale postoperative Schmerztherapie zur Verfügung.
- **Schmerztherapie bei Patienten mit rheumatoider Arthritis**
  In einer Pilotstudie an Rheumapatienten besserte Tilidin/Naloxon Schmerzintensität und Schlafqualität und reduzierte die Anzahl schmerzhafter Gelenke.
- **Schmerztherapie bei Kindern**
  Mit der Tilidin/Naloxon-Lösung ist eine kindergerechte Arzneiformulierung vorhanden, die ab 2 Jahre eine individuelle Dosierung erlaubt. Bei Kindern mit Knochenfrakturen bzw. postoperativ hat sich Tilidin/Naloxon als ausgezeichnet analgetisch wirksam und gut verträglich erwiesen.
- **Schmerztherapie im Alter**
  Tilidin/Naloxon eignet sich besonders zur Schmerztherapie bei älteren Patienten, da es auch bei eingeschränkter Nierenfunktion angewendet werden kann.
- **Keine Dosisreduktion von Tilidin/Naloxon bei eingeschränkter Nierenfunktion**
- **Auffällig geringe Inzidenz der Obstipation in klinischen Studien mit Tilidin/Naloxon**

Anhang I

Übersicht zur experimentellen Pharmakologie und Toxikologie

Tilidin/Naloxon ist seit 1978 auf dem deutschen Markt verfügbar. Wie bei vielen Arzneistoffen, die schon seit langer Zeit im Handel sind, hat sich der Forschungsschwerpunkt in den letzten Jahren auf klinisch pharmakologische Untersuchungen zur Wirksamkeit und Verträglichkeit und auf die Entwicklung und Prüfung neuer Arzneiformulierungen (z. B. Retardtabletten) konzentriert. Im Folgenden sind die wichtigsten präklinischen Ergebnisse kurz zusammengefasst.

Analgetische Wirksamkeit

- **Tierexperimentelle Untersuchungen** (*Bernatzky, Jurna* 1986; *Bryant* et al. 1982)

Die antinozizeptive Wirksamkeit von Tilidin wurde in verschiedenen Standardschmerzmodellen („Tail-flick-Test" und „Hot-plate-Test") bei Ratten nachgewiesen.

- **In vitro-Untersuchungen** (*Herrmann* 1985)

Rezeptorbindungsstudien zeigten, dass Nortilidin 10-mal stärker an den µ-Opioid-Rezeptor bindet als Tilidin. Die Bindung von (+)-Nortilidin ist 6,5fach höher ist als die des (-)-Enantiomers.

Wie Morphin reduzierte auch Nortilidin die Noradrenalin-Freisetzung konzentrationsabhängig, wobei (+)-Nortilidin etwa 5-mal weniger potent war als Morphin und ca. 2/3 der maximalen Wirksamkeit von Morphin erreichte.

Wirkung auf Vitalfunktionen

Atmung

Respirationsversuche an wachen Katzen sowie Messungen der Blutgasspannung ergaben keine atemdepressive Wirkung von Tilidin/Naloxon im analgetischen Dosierungsbereich.

Hustenreflex (*Nosalova* et al. 1991)

Wie Tramadol, Pentazocin und Codein reduzierte Tilidin bei nicht narkotisierten Katzen in einer (hohen) Dosierung von 10 mg/kg (i.m.-Applikation) die Hustenreflex-Parameter signifikant. Naloxon (1 mg/kg) beeinflusste den experimentell induzierten Hustenreflex nicht.

Diurese

Eine bei anderen Opioiden beobachtete Korrelation zwischen analgetischer und antidiuretischer Wirkung wurde bei Tilidin/Naloxon nicht gefunden.

Kreislauf

Am narkotisierten Hund blieb der Blutdruck nach intravenöser Applikation von 1 und 2 mg/kg Tilidin unbeeinflusst. Erst ab 4 mg/kg Tilidin ergab sich eine leichte Blutdruckerhöhung. Bei einer Dosis von 8 mg/kg wurde eine kurzzeitige initiale Einschränkung der Kontraktilität des Herzens und ein daraus resultierender Blutdruckabfall festgestellt. Naloxon hatte in Dosen bis zu 32 mg/kg nach intraduodenaler Applikation keinen signifikanten Einfluss auf die Kreislaufparameter.

Glatte Muskulatur

In ex vivo Experimenten am Meerschweinchen-Ileum verminderte Tilidin die Kontraktionen ab einer Konzentration von 10 µg/ml. Bei Morphin wurde dieser Effekt bereits mit einer Konzentration von 0,1 µg/ml ausgelöst. Das Prodrug Tilidin ist verglichen mit Morphin oder auch Nortilidin ein sehr schwacher µ-Opioid-Rezeptor-Agonist.

Untersuchungen zur physischen Abhängigkeit

Eine Langzeitbehandlung mit Tilidin verursachte im Gegensatz zu Morphin bei Hunden keine Entzugssymptome und bei mit Tilidin behandelten Tieren trat auch nach Naloxon-Gabe keine Entzugssymptomatik auf. Durch die Gabe von Tilidin konnten die nach Morphinentzug auftretenden Entzugssymptome zwar vorübergehend abgeschwächt, aber nicht verhindert werden.
Auch bei Mäusen kam es nach Tilidin-Behandlung zu einer relativ schwachen entzugsbedingten Fluchtreaktion (*Huidobro, Maggiolo* 1965; *Way* et al. 1969).

Toxikologische Untersuchungen

Die Toxizitätsuntersuchungen ergaben im Tiermodell sowohl für Tilidin als auch für Naloxon eine sehr geringe Toxizität.

Akute Toxizität

Die akute Toxizität von Tilidin, Naloxon und der Kombination wurde im 7-Tage-Versuch an Mäusen und Ratten untersucht. Die LD_{50}-Werte bei Mäusen waren für Tilidin 385,9 mg/kg, für Naloxon 636,1 mg/kg und für die Kombination im Verhältnis 50:4 481,4 mg/kg (Tilidin). Analog wurde auch bei Ratten für die Kombination eine verminderte akute Toxizität festgestellt im Vergleich zu Tilidin als Monosubstanz.
Bei Hunden führte die intragastrale Applikation von 80 mg/kg Tilidin zu Ruhelosigkeit, Salivation, hecheln-

der Atmung, Tremor und bei 2 von 4 Tieren traten tonisch-klonische Krämpfe auf.

Chronische Toxizität

In einer Langzeituntersuchung (6 Monate) konnten bei Ratten und Hunden keine Hinweise auf eine kanzerogene Wirkung von Tilidin in verschiedenen Dosierungen festgestellt werden. Diese Ergebnisse sind in Übereinstimmung mit einer chronischen Toxizitätsstudie bei Mäusen und Ratten (*McGuire* et al. 1986).
Bei Ratten traten in hohen Dosierungen erhöhte Lebergewichte sowie Verfettungen der Leberzellen und der Nierenkanälchenepithels auf.
Spezielle Tumoruntersuchungen zum tumorerzeugenden Potenzial liegen weder für die Einzelstoffe noch für die Kombination vor.

Mutagenität

Chromosomenaberrationstests an Ratten ergaben keine Hinweise auf eine mutagene Wirkung von Tilidin, Naloxon und der Kombination.

Fertilität, Teratogenität, Embryotoxizität

In einer Studie an Kaninchen und Ratten übte Tilidin weder auf die Fertilität männlicher und weiblicher Tiere noch auf die Zuchtleistung eine Wirkung aus. Teratogene Effekte wurden nicht beobachtet. Eine erhöhte Embryoletalität wurde erst im hohen, maternal-toxischen Dosisbereich festgestellt.

Anhang II

Tilidin/Naloxon-Lösung bei Schmerzzuständen unterschiedlicher Genese

Die Wirksamkeit und Verträglichkeit von Tilidin/Naloxon-Lösung wurde an einer großen Anzahl von Schmerzpatienten getestet. Dabei zeigte sich, dass Tilidin/Naloxon auch stärkste Schmerzustände, etwa Tumorschmerzen oder postzosterische Schmerzzustände, die kausaltherapeutisch nicht zu beeinflussen sind und auf andere Analgetika oft nicht gut ansprechen, beseitigen oder zumindest lindern kann.
Unerwünschte Nebenwirkungen waren fast durchwegs Übelkeit oder Erbrechen und Schwindel. Sie traten insgesamt relativ häufig auf, waren jedoch von den Patienten meist tolerabel und führten selten zu einem Behandlungsabbruch.

- **Analgetische Wirkung bei Tumorschmerzen** (*Krell, Hanke* 1979)
- **Schmerzzustände unterschiedlicher Genese** (*Brinkhof* 1981)
- **Schmerztherapie in der internistischen Praxis** (*Peters-Härtel* 1980)
- **Behandlung von Zoster-Neuralgien** (*Baar* 1988)
- **Schmerzbekämpfung bei Unfallverletzten** (*Anthes* 1986)

Tilidin/Naloxon-Lösung ist zur Erstversorgung von Unfallverletzten gut geeignet, wobei die leichte Anwendbarkeit (peroral) besonders geschätzt wird.

Prämedikation vor diagnostischen und therapeutischen Eingriffen

Sollen Eingriffe zur Diagnose oder Therapie am wachen Patienten durchgeführt werden, ist eine effiziente Analgesie, kombiniert mit einer anxiolytischen Medikation, erforderlich, um unnötigen Stress für den Patienten zu vermeiden und schmerzbedingte Störungen während des Eingriffs zu verhindern.

- **Schmerzbekämpfung bei der extrakorporalen Stoßwellenlithotripsie (ESWL)** (*Hankemeier, Herberhold* 1986)

Die mit Tilidin/Naloxon behandelten Patienten verspürten während des Eingriffs mehrheitlich keine oder nur leichte Schmerzen.
Die Patienten gaben an, dass sie bei einer nochmaligen ESWL-Behandlung wieder eine Analgesie mit Tilidin/Naloxon akzeptieren würden.

- **Tilidin/Naloxon zur Analgesie bei fiberendoskopischen Untersuchungen** (*Brinkhoff, Peters-Härtel* 1978)

Tilidin/Naloxon erwies sich bei fiberendoskopischen Untersuchungen im Gastrointestinaltrakt in einer Dosierung von 50 mg Tilidin und 4 mg Naloxon als zuverlässig analgetisch wirksam. Im Gegensatz zu anderen Opioidanalgetika erhöhte es den Tonus des Sphincter Oddi nicht.

Literatur

ANTHES G (1936) Bergrettung ohne Schmerzen. Ärztl Prax 47: 1631-1632

BASLER HD, HESSELBARTH S, KALUZA G, SCHULER M, SOHN W, NIKOLAUS T (2003) Komorbidität, Multimedikation und Befinden bei älteren Patienten mit chronischen Schmerzen. Schmerz 17: 252-260

BAAR HA (1988) Die Behandlung von Zoster-Schmerzen mit Tilidin.Therapiewoche 38: 1065-1074

BERNATZKY G, JURNA I (1986) Intrathecal injection of codeine, buprenorphine, tilidine, tramadol and nefopam depresses the tail-flick response in rats. Eur J Pharmacol 120: 75-80

BRENNSCHEIDT U, SEILER KU, THOMANN P (2000) Pharmakokinetics of nortilidine and naloxone after administration of tilidine/naloxone solution or tilidine/ naloxone sustained release tablets. Arzneimittel-Forsch 50 (11): 1015-1022

BRINKHOFF H, PETERS-HÄRTEL W (1978) Orale Prämedikation mit Valoron und Valoron N bei fieberendoskopischen Untersuchungen im Gastrointetinaltrakt. Therapiewoche 28: 3719-3725

BRINKHOFF H (1981) Die Behandlung allgemeiner starker Schmerzaffektionen mit VALORON N bzw. VALORON bei ambulanten Patienten. Therapiewoche 31: 5511-5515

BROMM B, HERRMANN WM, SCHAREIN E (1989) Zwei effektive Analgetika im Wirkungsvergleich. Fortschr Med 107: 385-389

BROMM B, SCHAREIN E (1983) A sensitive method to evaluate effects of analgesics in man. Methods Find Exp Clin Pharmacol 5/8: 545-551

BRUNNMÜLLER U, ZEIDLER H, GROMNICA-IHLE E, ALTEN R (2004) Wirksame Schmerztherapie mit Tilidin/Naloxon retard bei Patienten mit rheumatoider Arthritis (RA). Akt Rheumatol 29: 35-39

BRYANT RM, OLLEY JE, TYERS MB (1982) Involvement of the median raphe nucleus in antinociception induced by morphine, buprenorphine and tilidine in the rat. Br J Pharmacol 77: 615-624

CEGLA TH, WALTER F, BORCHERS A, TRENZ M (2003) Die postoperative Schmerztherapie mit Valoron-N-Lösung und Valoron-N-retard-Tabletten als orales Patienten-kontrolliertes Analgesieverfahren nach herzchirurgischen Routine-Bypassoperationen. Schmerz 17 (2): 110-116

DINNENDAHL V, FRICKE U (1982) Arzneistoff-Profile: Tilidin. 1.Erg.-Lieferung. Govi-Verlag, Frankfurt/M.

FLÖTER TH, BRUNNMÜLLER U (2002) Tilidin/Naloxon retard zur Langzeitanwendung bei chronischen Schmerzen und Multimorbidität. Fortschr Med – Originalien 1: 29-35

GABKA J (1978) Die analgetische Potenz von VALORON N gemessen im klinisch-experimentellen Reizschwellentest. Krankenhausarzt 51: 436-439

GEISLER LS, KOLLMEIER J, ROHNER H-G (1978) Untersuchungen zur Frage der Beeinflussung der Atemfunktion beim Menschen durch Valoron N (Tilidin + Naloxon) im Doppelblindversuch gegen Valoron und Placebo. Therapiewoche 28: 6068-6074

HAJDA JP, JÄHNCHEN E, OIE S, TRENK D (2002) Sequential first-pass metabolism of nortilidine: the active metabolite of the synthetic opioid drug tilidine. J Clin Pharmacol 42: 1257-1261

HANKEMEIER U, HERBERHOLD D (1986) Erste Erfahrungen mit der peroralen Gabe von Dikaliumclorazepat und Tilidin-Naloxon zur extrakorporalen Stoßwellenlithotripsie. Anästhesist 35: 757-759

HARDT R (2001) Deutscher Schmerztag. http://www.stk-ev.de/2003/pages/zeitschrift/z1_01/art_110.html

HAUPTMANN A (1981) Die Behandlung unfallbedingter und postoperativer Schmerzzustände bei Kindern mit Valoron N bzw. Valoron. Z Allg Med 30: 2096-2098

HERRMANN M (1985) Zum Wirkprinzip der Kombination Tilidin plus Naloxon: W. KEUP (Hg): Biologie der Sucht. Springer Verlag, Berlin, pp. 202-216

HÖGGER P, ROHDEWALD P (1999) Comparison of tilidine/naloxone, tramadol and bromfenac in experimental pain: a double-blind randomized crossover study in healthy human volunteers. Int J clin. Pharmacol Ther 37 (8): 377-385

HUIDOBRO F, MAGGIOLO C (1965) Studies on Morphine IX on the intensity of the abstinence syndrome to Morphine induced by daily injections of Nalorphine in withe mice. Arch Int Pharmacodyn Ther 158: 97-112

JÖHR M (2000) Postoperative Schmerztherapie bei Kindern. Schmerz 14: 45-55

KRELL R, HANKE M (1979) Klinische Prüfung der analgetischen Wirksamkeit von Valoron N im Vergleich zu Valoron bei Tumorschmerzen. Krankenhausarzt 10: 760-764

MCGUIRE EJ, DIFONZO CJ, MARTIN RA, DE LA IGLESIA FA (1986) Evaluation of chronic toxicity and carcinogenesis in rodents with the synthetic analgesic, tilidine fumarate. Toxicology 39: 149-163

MIKUS G, TRAUSCH B, RODEWALD C, HOFMANN U, RICHTER K, GRAMATTE T, EICHELBAUM M (1997) Effect of codeine on gastrointestinal motility in relation to CYP2D6 phenotype. Clin Pharmacol Ther 61: 459-466

MISRA AL, PONTANI RB, VADLAMANI NL, MULÉ SJ (1976) Physiological disposition and biotransformation of [allyl-1', 3' - ^{14}C naloxone in the rat and some comparative observations on nalorphine. Journal Pharmacol exp Ther 196 (2): 257-268

MUTSCHLER E et al. (2001) Analgetika: Tilidin. In: Arzneimittelwirkungen 8. Auflage, 222. Wissenschaftliche Verlagsgesellschaft mbH Stuttgart

NOSALOVA G, STRAPKOVA A, KORPAS J (1991) Relationship between the antitussic and analgesic activity of substances. Acta Physiol Hung 77: 173-178

PETERS-HÄRTEL W (1980) Untersuchung zur analgetischen Wirksamkeit und Verträglichkeit von Valoron N- und Valoron Tropfen bei allgemeinen Schmerzzuständen in einer internistischen Fachpraxis. Z Allg Med 56: 5054

PROPPE D, BRENNSCHEIDT U, SEILER KU, BRUNNMÜLLER U (Publikation in Vorbereitung) Pharmacokinetics of Valoron®N Solution (100 mg tilidine-hydrochloride and 8 mg naloxone) in patients suffering from severe liver cirrhosis.

SEILER KU, JÄHNCHEN E, TRENK D, BRENNSCHEIDT U, HEINTZ B (2001) Pharmakokinetics of tilidine in terminal renal failure. J Clin Pharmacol 41: 79-84

SORGATZ H, HEGE-SCHEUING G, KOPF A, MAIER C, SABATOWSKI R, SCHAFER M, STEIN C, TOLLE TR, WILLWEBER-STRUMPF A German chapter of the International Association for the study of pain (2002) Consensus building on „Long-term opioid administration and non-tumor pain". Z Ärztl Fortbild Qualitätssich 96: 317-323

SOHN W (2001) Schmerztherapie im Alter – Was ist anders. Geriat J 11: 15-18

STAMER UM, LEHNEN K, HOTHKER F, BAYERER B, WOLF S, HOEFT A, STUBER F (2003) Impact of CYP2D6 genotype on postoperative tramadol analgesia. Pain 105: 231-238

STEIN C, MACHELSKA H, SCHAFER M (2001) Peripheral analgesic and antiinflammatory effects of opioids. Z Rheumatol 60: 416-424

TEGEDER I, GEISSLINGER G, LOETSCH J (1999) Therapy with opioids in liver or renal failure – Einsatz von Opioiden bei Leber- oder Niereninsuffizienz. Schmerz 13 (3): 183-19

VOLLMER K-O, ACHENBACH H (1974) Zum Metabolismus von DL-trans-2-Dimethylamino-1-phenylcyclohex-3-en-trans-1-carbonsäureäthylester-hydrochlorid (Tilidin-HCl). 1. Mitteilung: Massenspektroskopische Strukturaufklärung von Metabolit I und Metabolit II und deren Nachweis in versch. biolog. Flüssigkeiten. Arzneimittel-Forsch 24: 1237-1242

VOLLMER K-O, POISSON A (1976) Zum Metabolismus von DL-trans-2-Dimethylamino-1-phenylcyclohex-3-en-trans-1-carbonsäureäthylester-hydrochlorid (Tilidin-HCl). 2. Mitteilung: Untersuchungen mit der radioaktiv markierten Substanz an Ratten und Hunden. Arzneimittel-Forsch 26: 1827-1836

VOLLMER K-O, KLEMISCH W, VON HODENBERG A (1986) High performance liquid chromatography coupled with radioactivity detection: A powerful tool for determining drug metabolite profile in biological fluids. Z Naturforsch 41c: 115-125

VOLLMER K-O (1988) Pharmakokinetische Grundlagen des Valoron-N-Prinzips. Ausgewogene Pharmakokinetik von Nortilidin und Naloxon. Fortschr Med 29: 593-596

WAY EL, LOH HH, SHEN FH (1969) Simultaneous quantitative assessment of morphine tolerance and physical dependence. J Pharmacol Exp Ther 167: 1-8

WEHRMANN T, RAUSCH D, SEILER KU, BRENNSCHEIDT U, CASPARY WF (1997) Tilidine does not affect human sphincter of Oddi motility – a randomized, controlled study. Alimentary Pharmacology & Therapeutics 11(5): 987-992

WEINSTEIN SH, PFEFFER M, SCHOR JM, INDINDOLI L, MINTZ M (1971) Metabolites of naloxone in human urine. J Pharmaceut Sci 60 (10): 1567-1568

ZERNIKOW B (2003) Schmerzen bei schwerkranken Kindern. Zeitschrift für angewandte Schmerztherapie (http://www.stk-ev.de/2003/pages/zeitschrift/zs_03/ art_s311.html)